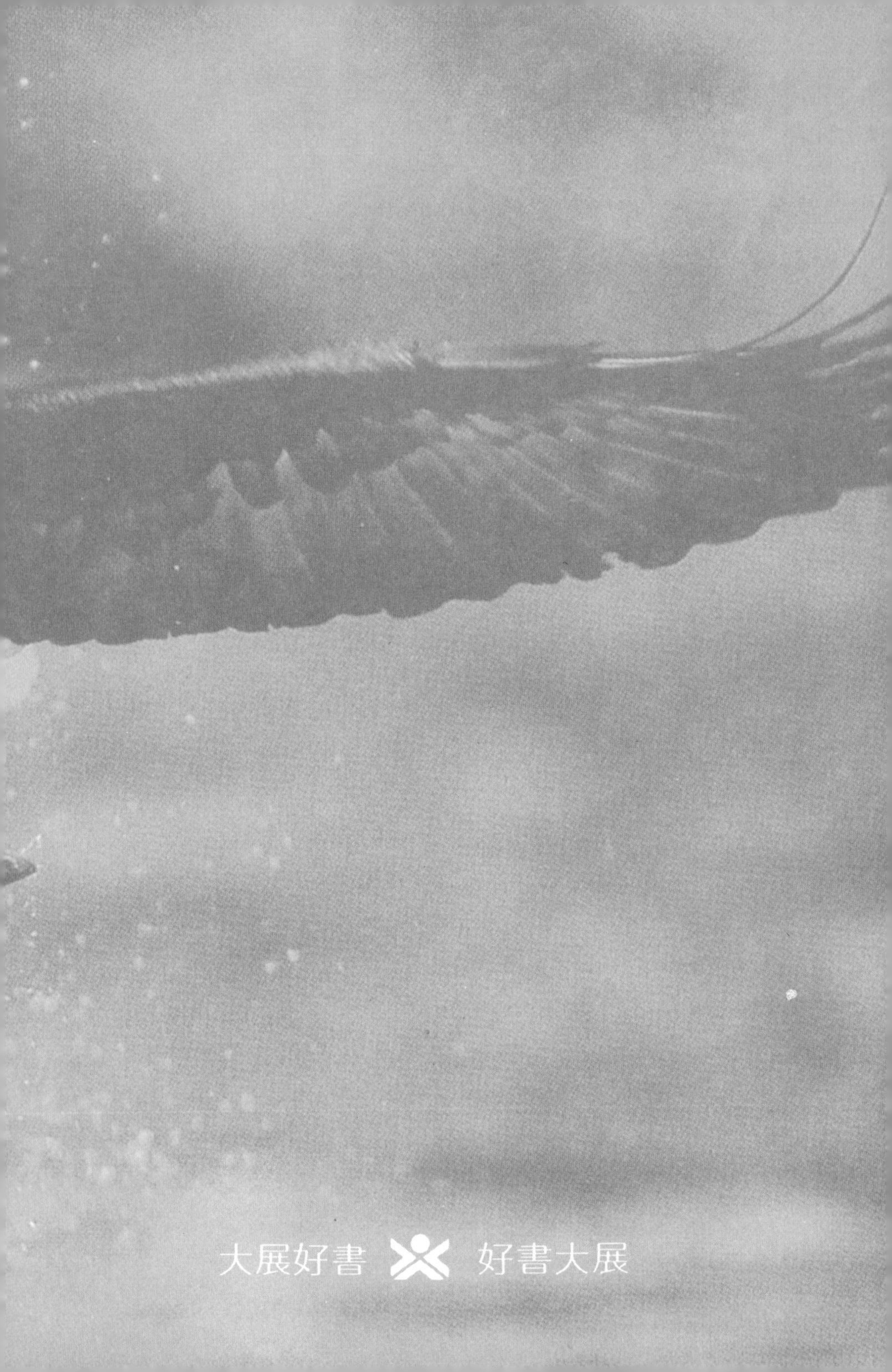
大展好書　好書大展

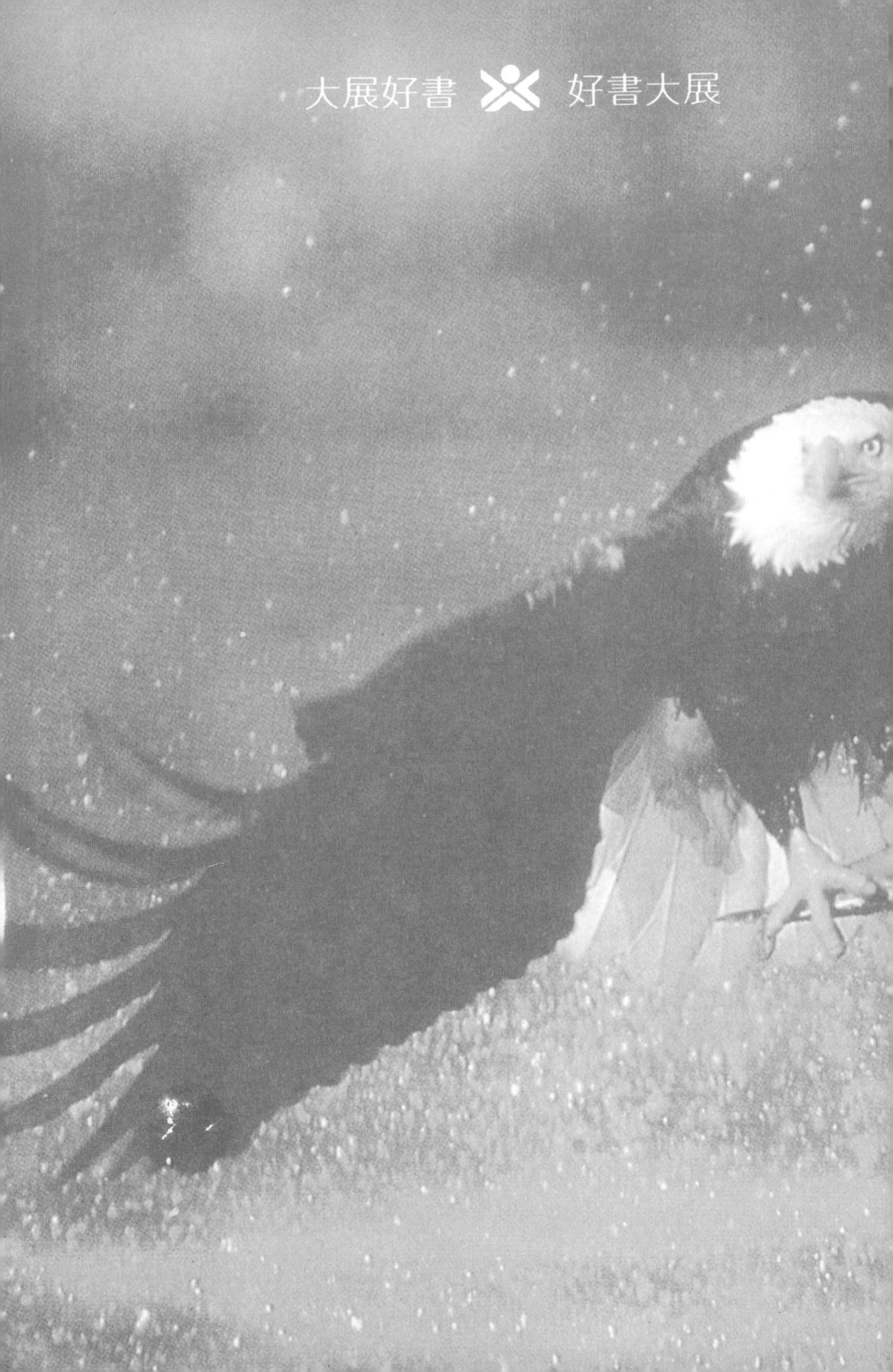
大展好書 好書大展

手指回旋健康法

栗田昌裕／著
李玉瓊／譯

家庭／生活
89

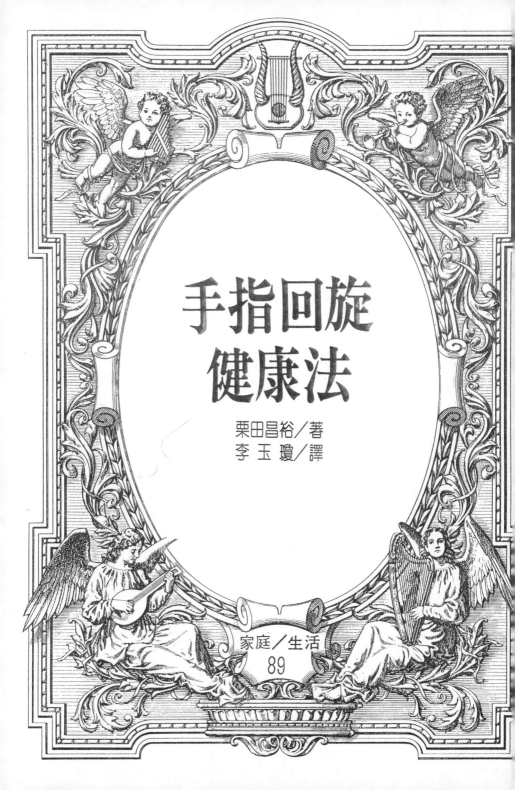

目錄

序章　指回體操驚人的五大效果

第一章 栗田式指回第一體操

▲使身心活性化的二十連續技

第二章 症例別、最新指回體操

▲首次公開全身精力復甦的「秘傳」

第三章 消除壓力的指回體操

△對身體帶來直接效果

第四章　令人嘆爲觀止的指回體操活用法

△栗田博士暗中傳授的重點建議

序章　指回體操驚人的五大效果

指回（手指回旋的略稱）體操的第一本著作『指回體操給頭腦與身體帶來奇蹟』，獲得讀者們極大的迴響。

隨著各地的採訪、報章雜誌的連載，介紹指回體操的報章雜誌，多達五十餘家。在日本電視台的『晝與隨興電視』節目中，由於反應極佳，無數次介紹指回體操。而且，其他電視台也爭相報導，在日本全國造成一股大風潮。在馬路上隨處可見素昧平生者，旋轉指頭做運動的場面。

我認爲這是因指回體操的速效性（時間上的側面）與不需道具（物質上的側面）、不佔場所（空間上的側面）、淺顯易懂（人爲上的側面）、深奧且效果大（價値上的側面）等特徵所帶來的廣大效益。

指回體操，到底有何效果？

在前述的著作中，介紹其五大效果如下。

「第一是有益於增進健康。第二是刺激頭腦、促進腦部發達、預防老化。第三是使情緒安定。第四是提高工作效率。第五是有益美容。」

其中，促進頭腦發達或預防老化效果、美容效果等，必須有若干時間才能確實體會，因而應稱爲「長期效果」。

相對地，頭腦的刺激效果或情緒的安定效果、工作效率的增進效果等，只要持續一、二週的指回運動，即可確實地領悟，因而應稱爲「短期效果」。

但是，指回體操具有「超短期效果」的顯著效果，它能當場而立即體驗。最具代表的是，藉由指回運動，肌肉會立即變得柔軟。腰痛迅速消除，也是屬於超短期效果。

「超短期效果」在電視等視覺媒體做介紹時，具有當場呈現效果的利點。在日本電視台的『盡興隨興電視』中之所以連續做介紹，完全是觀衆們對於看著電視一起做指回體操，當場即能體驗效果的廣大迴響的緣故。有關個人體驗的具體內容，在『指回健康體操——實證篇』中，介紹了無數的例子。

●立即柔軟的效果

各位讀者們，請您也在這裡實際體驗超短期效果。

不過，首先來評估各位目前身體的僵硬度，及肌肉調節的程度。

(1)、筆直站立，接著彎腰，讓身體做前方折曲，確認手指尖可到達那個位置，記住離地的高度（指頭著地者，注意看是如何著地）。

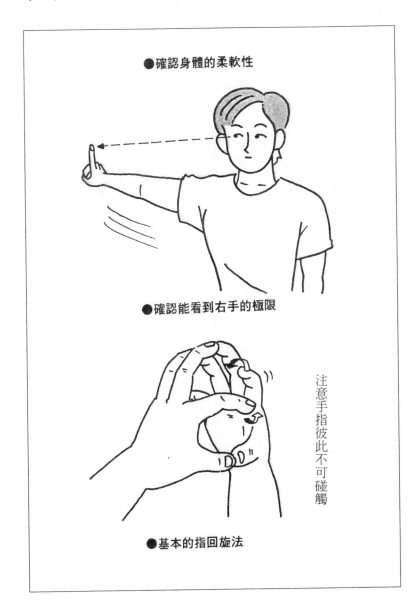

●確認身體的柔軟性

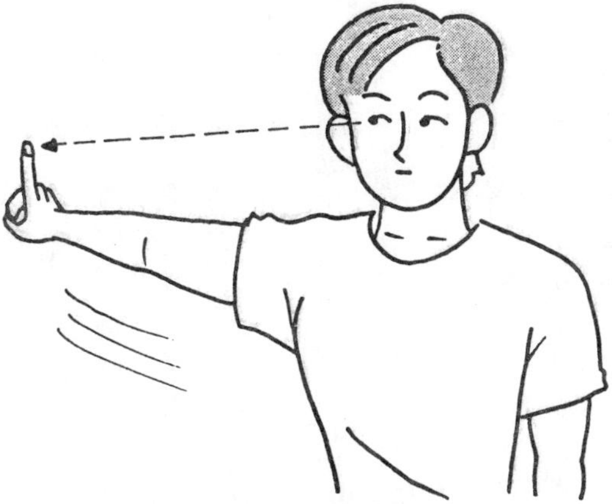

●確認能看到右手的極限

注意手指彼此不可碰觸

●基本的指回旋法

⑵、其次，如前頁上圖所示，身體筆直朝向正前方，右手臂向前伸直，豎起右手食指，視線投注在該手指的指尖。手臂伸直，將右手朝右外側呈水平移動，調查視線可凝視到那個角度。視線所及的界線以外，由於左眼的眼球無法再往右移，左右視線難以再凝視於右手的指尖。這時，調查左右視線可以集中注視指尖的界線位置，並記住其位置。

⑶、如前頁下圖所示，實行「手指基本回旋法」。換言之，雙手指尖碰觸，使雙手整體呈渾圓的半球形，左右手五根手指頭，從拇指到小指各組成一組，各組做彼此不互碰指頭的旋轉運動。這個旋轉運動是本書所有運動的基本，千萬不可忘記。各個手指旋轉二十回左右，做此運動要專注而細心。

⑷、前項運動後，再做一次⑵的動作，再檢查視線可投注的界線點。當然，柔軟度的變化有個人差異，不過，相信應比首次視線可注視的角度，約有二十度左右的充裕來調節眼球吧。

⑸、其次，反覆做⑴的動作，檢查前屈動作的程度。各位應可體驗到，在不知不覺中由於身體已變得柔軟，指尖可以往下再伸數公分乃至十公分（不過，無法順利做好指尖回轉運動者，也許結果也不明確吧）。

以上只不過是手指旋轉的柔軟效果之一，手指旋轉體操在自己不知不覺中，對身體各個部份確實能帶來效果。

有關手指回旋運動，對何種症狀會帶來效果的問題，在指回體操的第二本著作中，有詳細的介紹（如失眠、頭痛、頭重感、賴床、眼睛疲勞、顏面麻痺、肩酸、頸酸、肩胛骨痛、五十肩、腕痛、指僵硬、掌痛、指痛、腰痛、腹痛、膝痛、生理痛、畏冷症、手足酸麻、肥胖症）。而在此希望各位體驗的柔軟效果，是有助於紓解身體疼痛的性質。尤其是利用指回運動，可以減輕肩酸或頸酸、背部酸痛、腰痛或膝蓋等疼痛的原因，乃是有此現象爲背景。

●各地所活用的指回體操

指回體操的效果，事實上涵蓋的層面極廣，無法一言以蔽之。活用其多元化的特點，可在以下各個場合，推廣指回體操的網路。

首先一提的是，學校老師們的活用。據說，日本群馬縣某體育老師，爲了增強學生的柔軟性，要求學生們做指回體操。而東京某中學的老師，也在體育課活用指回體操。

筆者的母校，據說英語老師在上課前，會先讓學生們做指回體操。

而東京某私立高中，某國文老師也在上課中教導學生們指回體操。因爲，手指旋轉和提高讀書速度也有關係。

補習班的老師們也是實踐者。似乎有不少補習班，把指回體操當成「促進腦力發達」的暗語。許多補習班的老師，曾經聽講我所提倡的ＳＲＳ（Super Reading System）能刀開發法，這些老師們當然也活用指回體操。

而聽過SRS講習的芭蕾舞蹈老師，似乎也將這套方法應用在提高學生的柔軟度。

在競技運動上，活用的範圍更廣。譬如，在高爾夫球場做指回體操，可以增加時速。有關這一點，將在第四章做詳細說明。

老人安養院，也可活用這套方法。因爲，它能預防「老人癡呆症」，並有保持年輕美麗的效果。老人當中，多數人無法順利地繞轉中指、無名指，因而必須持續練習。

在企業界，指回體操也廣爲運用。有不少公司，在朝會裡做指回體操，提振士氣而有助於公司內的活性化。筆者曾到某壽險公司做演講，聽該公司的副董事長說，指回體操有助於在朝會上振奮士氣，提高營業成績。

筆者曾直接洽詢某政黨的國會議員，聽說在所謂「牛步國會」的沉悶議會場合，做指回體操可消除鬱悶與睡意。

不僅是國會，了無生趣的會議或面臨必須使頭腦清醒的會議時，建議讀者各位們力行手指回旋體操。

●上百個腰痛患者，二十分鐘即痊癒

一九九三年十月下旬，在TBS系的全國網路的電視節目中，聚集了一百名因腰痛而煩惱的患者。該節目的企劃，希望我利用一個鐘頭以內的時間，治癒一百位有腰痛苦惱的現場觀衆。

在節目準備的過程中，爲了確認這些觀衆是否都具有腰痛之患，我一一地向坐在攝影棚內的觀衆們詢問。這些人雖然患病的歷史互有差異，但確實都是腰痛患者。

參加者的年齡平均爲四十一歲，五十歲以上的人相當多。

節目終於開始，在主持人的介紹之後，我開始進行治療。

腰痛其實症狀不一，有些人左側腰痛，有些人右側痛，而有人則左右側皆痛，甚至有人是中間部位感到疼痛。因此，我把觀衆們分成左側痛者、左右側疼痛者、右側疼痛者等三組，分別進行治療。

結果，只在短短二十分鐘，完成了一百名來賓們的治療。顯示如此顯著效果的本質，無庸置疑地乃是研創出指回體操的，筆者個人治療體系的獨創性。

●不定愁訴乃是起自情報處理的扭曲

爲何能產生如此神奇的速效性？

那是因爲，指回體操是起源於，深入思考人間的情報處理。

現代人所煩惱的健康問題中，有許多現代醫學也無法適切對應的病症。最具代表的是肩酸、腰痛等所謂不定愁訴症候群。

我們的身體中，有各式各樣情報的交互巡迴。這些情報隨著神經的機能或肌肉的機能、血液中所含的物質的動態或電磁波等的發生，時時刻刻在處理中，使我們的身體維持於適合生存的狀態。

所謂不定愁訴的狀態，多半是起因於這類情報處理的錯誤。情報處理的錯誤，可以說是系統的扭曲。

以往我一直提倡端正這種扭曲的方法論，這也是所謂SRS能力開發法的一部份。在這個體系中，有所謂SRS健康法的部門，指回健康法是此健康法中的一個技法，體系極爲齊整。

而創造這個健康法的根源是，注意到人的身體位置情報與運動情報，彼此間有何互動關係，如何統合、制衡的問題。

我們的身體受到適切的制衡而做運動時，必須有一個統合身體的各種情報而給予控制的機能。人是藉由種子進化的歷程與個人發達的過程，建立這種體系的結果，以到達每天能自在生活的階段。

這個意志中心在中樞神經系。但是，幾乎所有的人並無法自覺，該處的運作情形。因此，當中樞神經系運作自如時並無問題，一旦無法順利產生作用時，常令人不知如何給予改善，而有手足失措之感。

前述的不定愁訴症候群，其中有多數是因這種情報處理體系的扭曲而造成。

因此，如果能確實瞭解情報處理的體系，即能「解讀」如何活動手指，對身體會帶來何種影響。

速讀（Super Reading）正是和以往的方式迥異，可提高「閱讀能力」的方法論。

●頭腦與手指的直接關係

指回的效果，可以從指頭刺激對腦或脊髓等中樞神經系造成影響來做說明。有關這一點，可以注意身體與內臟在腦幹彼此影響的事實。

指頭刺激會成爲體性感覺傳達到腦幹，從此處經由所謂的視床領域到達大腦。在途中，部份情報會輸送到視床下部。視床下部是控制內臟的自律神經中樞，因此，從該處會對內臟造成影響。

這種影響方式，統稱爲「反射」，而反射除了前述之外，也包含脊髓層次所造成的反射，形式林林總總。

古代人將這種神經的反射經絡，開發出從體外做觀察而掌握的方式。

其經驗性的方式，在東洋發展爲一套「經絡」思想，並應用於針灸治療。東洋思想的組織體系中，把經絡當成氣之生命熱能的流通經絡，事實上，中樞神經系的現象，可以理解爲是投射到身體表層上的現象。

西洋也有針對內臟與皮膚的反射間的問題所從事的研究。在西洋醫學的日常診斷中，廣爲活用且著名的是，稱爲頭部（Head）反射帶的一群反射現象。這表示內臟疾病和身體表面疼痛間的對應。

但是，人的反射中，有許多在以往的學問範疇中，尚未論及而未曾可知的經絡。指回體操是在這些未知的反射組織體系中，做爲能力開發、增進健康而引導出的最具效率的系統，並給予活用的方法。

數天前，在我返鄉之際，某醫科大學的兩位名譽教授前來拜訪，請求指導指回體操。二位名譽教授中的M先生，是解剖學的專家，在聽我說明手指回旋體操的同時，如此說：

「在顯微鏡下觀察腦幹神經系所製造的神經網絡（特稱爲網樣體領域），似乎有許多以往的生理學無法充分說明的反射經絡。」

在SRS方法論中，重新發現這類反射經絡，建立獨創的地圖，創造出給予活用的方法論。

其中有部份和東洋醫學的經絡理論類似，但也有完全不同的層面。本書對於類似的層面，將假藉東洋醫學方面的用語做說明。但完全不同的層面，則避開說明只介紹其方法。

因爲，在本書提示了許多具體的方法論，其間的理論說明乃在其次，筆者誠心渴望的是各位付諸實行，親身體驗其效果。

同時，誠心希望藉由讀者們的經驗之談，佐證我個人的主張。

●指回的深奧

有關指回對身體造成何種影響的問題，誠如『指回體健康體操——實證篇』中所述，⑴使腦波安定、⑵對自律神經系造成影響，就從利用溫度分布圖的皮膚溫度變化或心電圖的波形與波形間的時間間隔的變動（參差出入）所表現可得知。

此外，會提高穿越迷宮的作業速度或增強閱讀速度。

根據報告，也會對體重造成影響。

在本書，首先介紹對肌力所造成的影響。

二十三頁的表二，是以兒童爲對象所進行的ＳＲＳ速讀講習前後，所做的握力測驗。講習期間是五天，其中包含指回體操的指導。

最初測定左右手的握力及讀書速度，並測量手指不互碰而旋轉的手指回旋的次數。其次，在五日內，訓練包含基本手指回旋法的速讀。在這個講習中，主要是指導如何迅速地掌握情報，及將情報收容在心路某處的技術。最後一天，評估每個人從最初到結束的變化過程。

表一　基本手指回旋體操前後的握力（Kg）的變化

姓名	性別	年齡	右手前後	增加	左手前後	增加
K.K.	女	79	12 →35	23	13 →27.5	14.5
T.N.	男	71	32.5→36.5	4	33 →42.5	9.5
S.M.	男	68	36 →41	5	35.5→39.5	4
Y.F.	女	51	36.5→40	3.5	37 →37	0
T.K.	男	51	31 →32.5	1.5	29.5→34	4.5
M.I.	男	49	43.5→46.5	3	42.5→43.5	1
K.T.	男	46	48.5→51	2.5	42.5→47.5	5
T.T.	男	45	27.5→35	7.5	28 →35	7
H.S.	女	39	32 →36	4	31.5→28	-3.5
Y.N.	女	28	32 →27	-5	27 →23.5	-3.5
平　均				5		4

結果，參加者的讀書速度，平均高達最初速度的五十倍以上。

請從表中觀察兒童們的握力變化。可看出平均增加五公斤以上。

希望各位注意的是，這些兒童並沒有做任何肌力鍛鍊。只不過以速讀爲目的做感覺訓練、精神訓練及指回體操。

但是，肌力確實產生了變化，毫無疑問的它表示提高心機能的訓練，也會確實地使運動體系的機能產生變化。

爲期五天講習的第二天講習結束時，某學生前來報告說：「我天生第一次可以做雙重跳的跳繩。」同一天，另一個學生也報告說：「生平第一次可以倒立。」從這些頗饒興味的事實看來，聽講者間所產生的變化，並不單指肌力增加的緣故，應可推測身體操作的技術也因而提高。

表二　指回體操＋SRS速讀法聽講前後的握力變化

姓名	年齡	性別	右手握力變化	增加	（率）	左手握力變化	增加	（率）	中	無名	迷宮
T・I	8	男	13↓19	＋6	(1.5)	11↓15	＋4	(1.4)	100	92	12↓15
K・Y	8	女	17↓25	＋8	(1.5)	11↓23	＋12	(2.1)	69	30	15↓15
Y・C	11	女	18↓22	＋4	(1.2)	15↓16	＋1	(1.1)	54	60	11↓14
M・K	12	女	18↓22	＋4	(1.2)	15↓16	＋1	(1.1)	100	10	9↓12
H・N	12	男	16↓25	＋9	(1.6)	17↓24	＋7	(1.4)	56	71	7↓9
T・S	12	男	22↓28	＋6	(1.3)	18↓22	＋4	(1.2)	65	5	13↓15
M・S	13	男	27↓32	＋5	(1.2)	28↓34	＋6	(1.2)	29	4	12↓19
T・K	13	男	38↓45	＋7	(1.2)	32↓39	＋7	(1.2)	55	29	8↓13
G・Y	14	男	27.5↓36	＋8.5	(1.3)	28.5↓36	＋7.5	(1.3)	68	18	15↓21
R・I	14	男	35↓40	＋5	(1.1)	25↓30	＋5	(1.2)	12	5	16↓24
Y・K	16	男	23.5↓30.5	＋7	(1.3)	22.5↓30.5	＋8	(1.4)	35	27	8↓13
K・S	17	男	40↓54	＋14	(1.4)	37↓52	＋15	(1.4)	21	10	13↓18
平均				＋7	(1.3)		＋7	(1.3)			

表二中也顯示找尋迷宮速度的變化。這個迷路，只要慢慢地遵循即能找出出路，每個方塊迷宮都有其穿越的管道。事實上，調查在二十秒內穿過幾個迷宮時，即可綜合且定量地判斷認知能力、判斷能力與作業能力。

附帶一提的是，成年人做迷宮測試的平均速度是，二十秒間穿過五個或六個迷宮，可見兒童們穿越迷宮的能力相當高。

請和各位的資料做一番比較。

二十三頁的表二也表示兒童們在僅只五天的指導與訓練中，手指不互碰而能順利做出回旋動作的次數，有了大幅的進步。

這裡明示了五天內的變化過程，同時也獲得在做十指回旋運動前後，握力增加的成年人集團的資料。

二十二頁的表一，標示成年人做指回體操前後的握力變化的一例（不過，短時間內做數次握力測驗，隨著次數的累積會增加疲勞感，因而在議論指回的效果時，也顧慮極端的例子，在統計上必須有更精密的分析）。

表二的解讀法：

「右手握力變化」是指，箭頭上側是聽講前的右手握力（ｋｇ），箭頭下側是聽講後右手的握力。

「增加」是指，握力前後的差別。「左手握力變化」和「右手握力變化」相同。

「中」、「無名」是指，手指不互碰而可旋轉的中指回旋和無名指回旋，在聽講後所數的次數。

「迷宮」是二十秒內可穿過的方塊式的迷宮，其中方塊的個數。

（參考：男子的平均握力（ｋｇ）是，七歲十一、十歲十六、十三歲二十七、十五歲三十五、十七歲四十二。

女性的平均握力是，七歲九、十歲十四、十三歲十九、十五歲二十六、十七歲二十七。

握力最強的男子是在二十五歲，握力爲四十六・五，女子是二十三歲，握力爲二十九・五。從表中可瞭解兒童們超越各個年代平均握力的情況）。

●掌握身心關係回復健康

在ＳＲＳ能力開發法中，將人的心緒機能（意識的機能）做二十六頁圖示的解釋。換言之，人的意識活動有Ａ、Ｂ、Ｃ、Ｄ、Ｅ、Ｆ等六個領域。這六個領域各命名爲「隨意體系」、「不隨意體系」、「感情」、「想像」、「語言」、「潛在系」（或「想念」）。

Ａ的「語言」是指，有關語言活動的心理機能，以拇指來表示。

●具有六個領域的意識活動

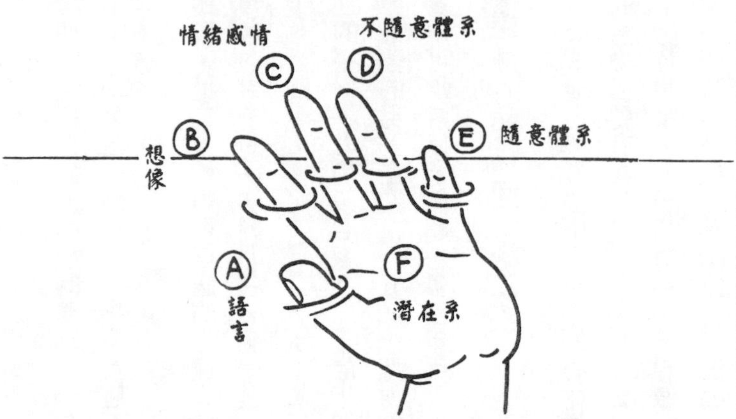

B的「想像」是指，有關各種感覺體驗所產生的想像機能的心理機能，以食指來表示。

C的「感情」是指，表示感情或情緒的機能，以中指來表示。

D的「不隨意體系」是指，有關人體自律運作的內臟的心理機能，以無名指來表示。

E的「隨意體系」是指，有關人體可憑意識活動部份的心理機能，以小指來表示。

F的「潛在系」是指，表示潛伏在上述五個機能背後的心理機能，以手掌來表示。這個領域很難自覺其機能，也稱爲潛在意識。

SRS是確實地運用此六個世界彼此密切關連的事實，綜合地提高身心機能的方法論。基於這樣的構想下，可在極短期間產生以往的常識下無法想像的身心積極的變化。前述的握力變化，是分析手指方面的肌力，它表示隨意體系的狀態，但僅只五天的「心理訓練」卻有「當事者在不自覺中成長」的事實，這一點值得矚目。

●眞正的健康來自心理建設

相信有不少人以爲「所謂健康是使身體維持於良好狀態」。但是，從前述的事實，各位應該發覺到心理健康才是維持身體健康的重大關鍵。如果心理處於缺陷狀態，即使在訓練肉體的活動，效果也不彰。相反地，如果讓心理處於高昂而開放的狀態，身體也必舒展，將處於可把潛在可能性做最大發揮的狀態。

有句俗諺說：「健全的精神在健全的身體（或肉體）。」筆者個人覺得應該再附上一句：「健全的身體由健全的精神而生」，並將其改爲「精神與身體的協調才能健全」。換言之，身與心有如車子的兩輪，彼此對等且互相依賴，才能建立我們全身的平衡。

●從手指瞭解健康

自從指回體操廣爲介紹之後，有多數人爲了治療而前來求診。在這過程中，使我個人的觀念有許多從不同角度、層面再做確認的機會。

外表看似健康者，如果身體僵硬，連帶地手指也變硬。變硬的部位不僅是肌肉，從關節的機能也可看出。而同一個人，因各個狀態，僵硬的程度也有所變化。患者也是一樣。只要檢查身體，不必直言即可瞭解處於何種狀態。

多數人都自以爲是身體健康者，而這些人也許能自覺，手指狀態每日都有變化。天氣寒冷時，手指變得僵硬。這時，腦筋也變得不太靈活。相反地，手指可柔軟地活動時，身體狀況也佳。

因此，我們可以以手指爲指標，檢查平日的健康狀態。每天與手指對話，若能從而瞭解自己的狀態，再把結果應用於指回體操的項目選擇上，應可建立自己的最佳狀態。基於這樣的理念，請活用本書所介紹的指回體操，建立身心健全的狀態。手指回旋體操並不侷限於手指，而是藉由流通身體各個部份的情報，實現更爲良好的健康。因此，不僅是身體，實現以心理健康爲軸的身體健康，才是最大的要點。

本書把「旋轉」、「扭轉」、「用力」的三個動作，壓縮成「旋扭拉」的關鍵語，基於此關鍵語的理念下，介紹各式各樣手指運動法。

●指回體操是栗田式能力開發法的一部

指回體操是極其深奧的體操。其原名爲「Power Finger Building」簡稱ＰＦＢ，它是我所提倡的ＳＲＳ能力開發法中，健康法部門的一部份。因此，指回體操是從旋轉指頭開始，但它卻和身心各個層面的健康與開發相關。

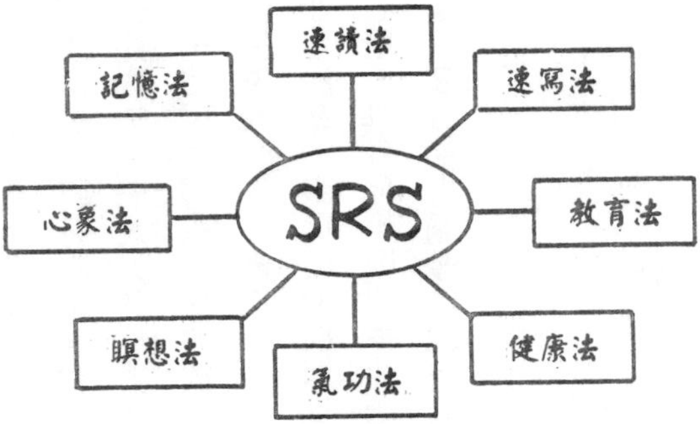

●指回健康法是ＳＲＳ的八部門之一

ＳＲＳ是藉由能力開發，探討促進健康的方法。因此，在講習會中每次聽講時，即可證明身體變得健康。

各位若能瞭解這樣的背景，閱讀本書的機緣下，對更寬廣的能力開發世界產生興趣，則是筆者的榮幸。

以下介紹ＳＲＳ所提供的八大部門做爲參考。

八大部門是速讀法、記憶法、心象法、瞑想法、氣功法、健康法、教育法、速寫法。

所謂速讀法是，學習迅速處理情報的技術，因此，必須鍛鍊迅速掌握情報的「眼力」，及迅速處理情報的「心力」，迅速發出情報的「手力」。若以關鍵語來表示，則是磨練「分散入力、並列處理、統合出力」的三種能力。

記憶法是，清晰地記憶心理的情報，給予維持並想起的技術。

心象法是，鮮明地運用想像，提高心理機能的方法。

瞑想法是，自覺並抑制處理情報的心場的方法。

氣功法是，活用連結身心的特殊機能的方法。

健康法是，將身體組織做最大極限的活用，建立更好的體魄。

教育法是，把人的身心結構和集團的場的特性做最大限度活用，用異於以往的方法，做最有效率學習的體系。前述的兒童所參與的ＳＲＳ速讀班，就是利用這個方法論，在短短五天內產生驚人的身心變化。

速寫法是，將情報架構爲具有價值的形式，呈現在社會中的技術。

活用上述各種不同的方法論，實現使身心兩全的綜合健康，讓每個人走上更完美的人生，乃是ＳＲＳ能力開發法的目的。

第一章

栗田式指回第一體操

▲使身心活性化的二十連續技

首次公開活用手指的刺激技！

本章將爲各位介紹，指回體操的最新連續技。

當然，指回體操並非單一的動作，而是一連串的動作組合。本書將介紹其中所稱的「第一體操」。

第一體操是活用手和手指的連續技，藉由刺激手、手指上的穴道或皮膚，強化大腦及腦幹、自律神經系，使身心活性化，促進健康。

總共有二十個動作，爲了方便記憶，每五個做一個區分，分成A、B、C、D四群，請記住其順序，應用在日常生活中。

渴望根據症狀別而學習者，可以跳過此章。

不過，請務必學習A群中最初所進行的指回的基本回旋法。

A群的體操——刺激皮膚、肌肉、穴道

A群的五個體操，曾在一九九二年十二月放映的日本電視台『盡興隨興電視』中做介紹。當天的來賓有大島渚導演和肯特・迪利卡特先生、小林千登勢先生、田部井淳子小姐。

一開始，米諾蒙它先生說：「開始做這個體操後，覺得身體整個暖和起來。」

其實當天非常冷，但攝影棚內卻漸漸熱氣騰騰。

來賓的小林先生說：「今天腳覺得冷極了，但身體變得暖和了。」

這是因爲指回的第一體操對自律神經產生作用，具有使血行變化的機能。做完A群的動作後，再教全體試行檢查頸與肩及手臂的柔軟度的方法時，每個人都爲已然變得軟化的事實大爲吃驚。

由此可見，指回體操具有立即使身體柔軟的效果。各位不妨也試試看。

當時所介紹的柔軟度的檢查法是，將右手從頸後通過左耳側，繞到眼前，再移倒左側嘴邊，確認其可到達的限度，做完體操後再次檢查所能到達的位置。各位不妨也先將右手，做上述的移動並記錄其界線。身體本來就具有相當柔軟度的大島渚導演，做完體操的結果，右手可來到覆蓋整個口部的位置，令衆人驚訝不已。

●基本的指回法

A群的第一體操是，所謂的「基本指回」。

雙手指尖併攏，做成圓弧的球體狀。這個球體狀稱爲指球體（Finger Doom）。從拇指依序到小指，注意不要破壞指球體，做左右指頭「不互相碰觸」的旋轉法。

旋轉方式有兩種。注視右手手腕到右手指尖，手指依順時鐘方向旋轉的稱爲右回旋，以逆時鐘方向旋轉的稱爲左回旋。

左、右回旋各細心地旋轉十回。有關這個訓練效果的實際內容，請參照筆者的著作『指回旋體操對頭腦與身體帶來奇蹟』。

基本的指回旋是「左右手指不互相碰觸地旋轉」，這是基本法則。

這個動作可刺激已達人類進化頂點的指頭的纖細協調運動的制御領域，具有提高其能力的功能。初學者通常覺得中指與無名指的回旋相當困難，但在克服的過程中，已經使沉睡中的身心的協調運動領域活性化，加點油再接再勵吧！

指球體

回轉時注意不可手指碰觸

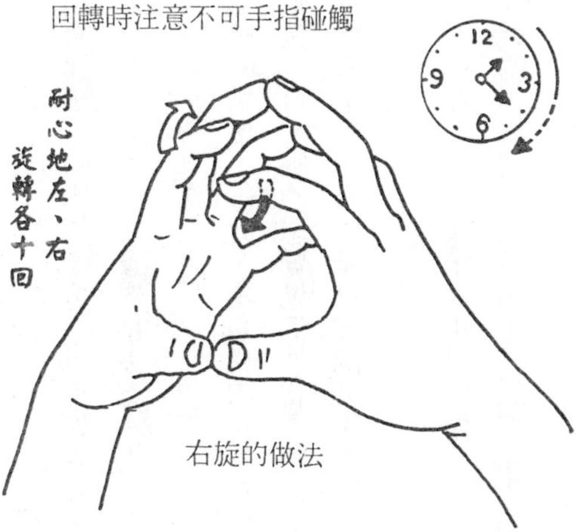

右旋的做法

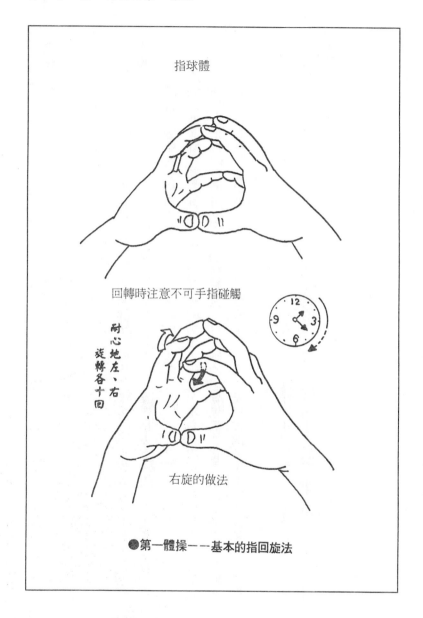

●第一體操——基本的指回旋法

●拍指尖

A群的第二體操是「拍指尖」。

保持A群的第一基本動作「基本的指回旋法」的指球體，左右指尖分離，五隻手指同時規律性地反覆互拍的動作。這時，意識必須均勻地投注在五根指尖上。用力地碰觸左右指尖，幾乎讓各個碰觸的部位發出聲音。

指尖密佈著許多感覺神經，是相當敏感的領域，因此，左右指尖用力互拍，也許會感到相當疼痛。但拍打時瞬間所產生的強烈刺激，可使腦的感覺也活性化，動搖沉睡中的領域。

拍打的次數以一連串動作來進行時，標準是二十回。光以這個動作單獨做練習時，並不限定次數。

指尖配合著瞬間的動作，確實地讓左右指互拍，做起來並不易。但在這個訓練過程，卻能培養集中力。指尖分離時，仍然保持渾圓的指球體，讓各個手指肌肉產生適度緊張，持續練習後必能駕輕就熟。

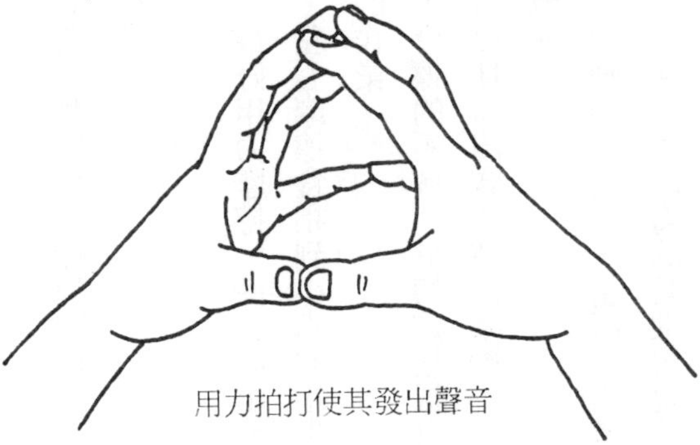
用力拍打使其發出聲音

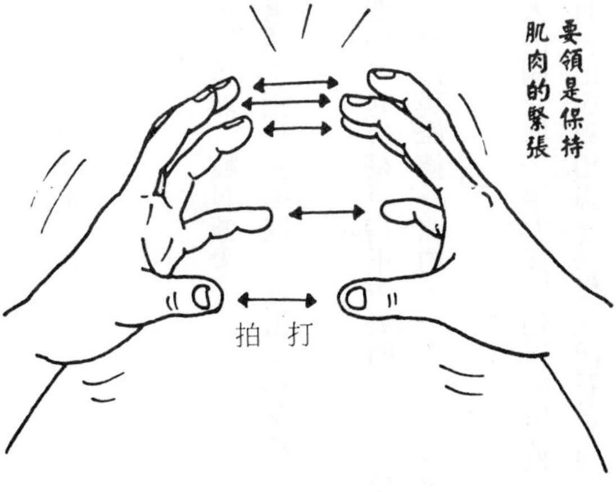
要領是保持肌肉的緊張
拍　打

●第二體操——拍指尖

●指內摩擦

Ａ群的第三體操是「指內摩擦」。左右手指穿插地交握，往左右一拉一合，反覆摩擦手指根的側面。

手指滑向手掌側。

這時，最好用力摩擦，使其發出聲並產生摩擦熱，較具效果。

最初，左右摩擦食指到小指的指尖，接著讓手指呈圓弧狀，讓拇指與食指間的側面，也加入摩擦的作業。

左右手摩擦的領域，最初是指根附近的部份，其次是手指正中央的部份，最後是指尖的部份，以階段性而周詳地進行摩擦。一連串的動作與摩擦時間約三十秒，單獨做練習時，可隨興嚴密地進行。

做完這個動作的最後，請將手指儘量伸入內側交握，用力握緊指根部份數回。摩擦動作和握緊動作，都會對皮膚的其他感覺器官（前者是觸覺和溫度感覺、後者是痛覺和壓力感覺）造成影響，刺激頭腦。

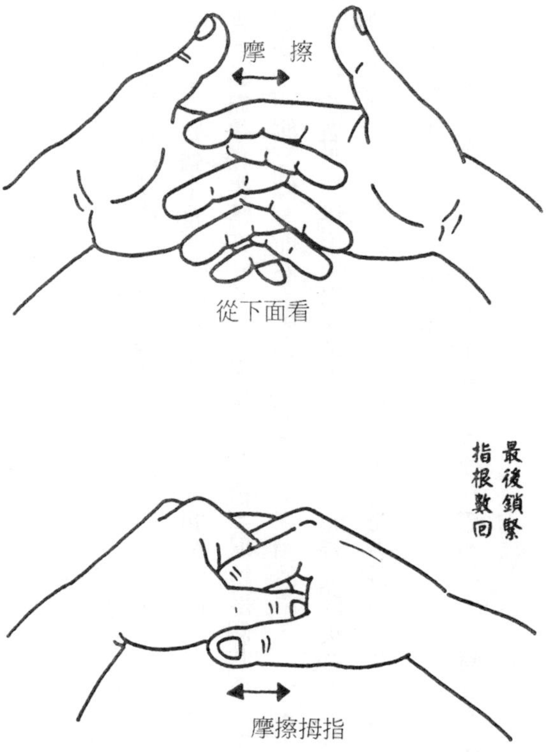

●第三體操——指內摩擦

●按壓手指

A群的第四體操是「按壓手指」。

左右手深入交握在外側的狀態，按壓手背部份中骨間的穴道。

前半動作是，左手手腕朝手背側反仰，而右手手腕則朝手掌側彎曲以便按壓左手手背上的穴道，雙手交握，讓右手指尖落在左手手背正中央附近，保持這個狀態，按壓骨間的肌肉。這時，左手儘量朝手背側反仰，而右手手腕則盡量朝手掌側彎曲。

後半動作是，交換左右手的作用，用左手指尖依同樣的方式按壓右手手背上的穴道。

最好在按壓時能感到一點疼痛才具效果。次數是，以左右各按壓一回爲一組，總共進行十組。習慣此項運動後，也試著按壓食指和拇指之間。

這個運動會刺激位於手背上的骨間肌。此處有各種穴道，對治療肩酸或腰疼也具有效果。

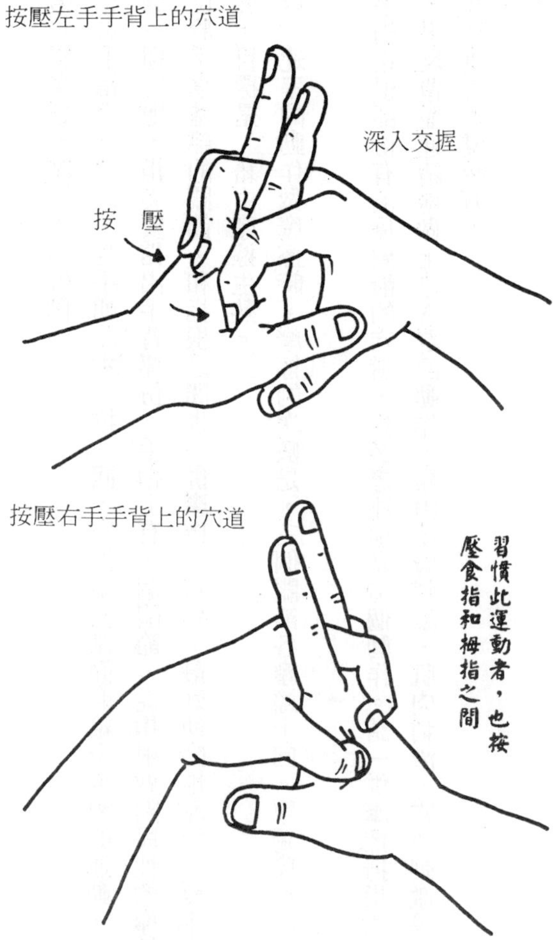
按壓左手手背上的穴道
深入交握
按　壓
按壓右手手背上的穴道
習慣此運動者，也按壓食指和拇指之間

●第四體操——按壓手背

●摩擦手指外側

第五體操是「摩擦手指外側」。

左右手指交互夾住，雙手朝左右一拉一回，摩擦手指側面而給予刺激的運動。這時和「內摩擦」相反地，指尖要露出手背部份。手指上有三個關節，從指根做階段性的摩擦動作。位於手掌基部的關節，和指根之間也一併摩擦。這時，最好使勁地摩擦使雙手有如碰撞的狀態。目標是，藉由摩擦生熱。

以一連串的動作做摩擦時，摩擦的次數是，三個關節各摩擦十回。單獨摩擦時，不限定次數。

手指指根部份有治療肩酸的穴道，務必專注地做這個動作。請一併摩擦拇指的側邊。

如果反覆並連續地做上述A群的動作，藉由皮膚刺激、肌肉刺激、穴道刺激等適度的組合，可以使人湧現活力。

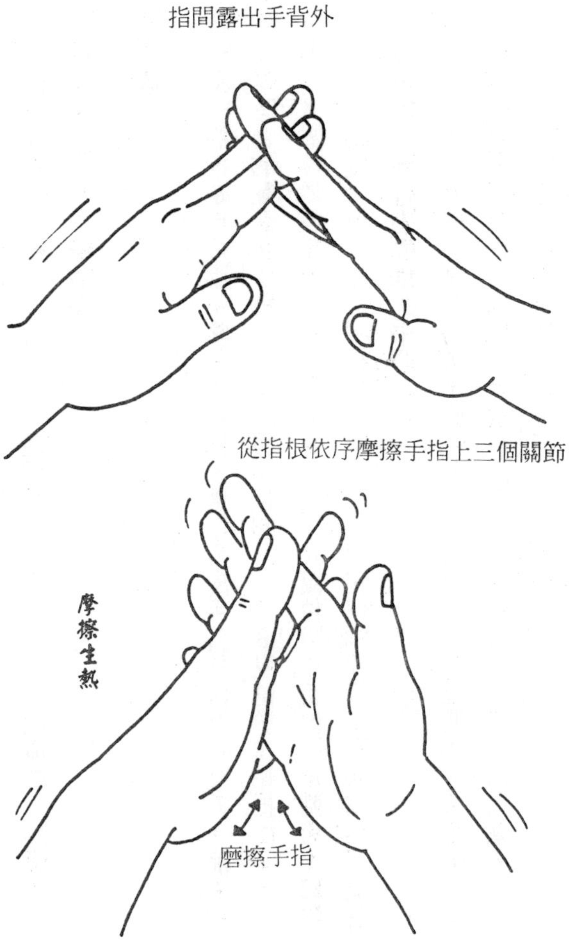
指間露出手背外
從指根依序摩擦手指上三個關節
摩擦生熱
摩擦手指

●第五體操——摩擦手指外側

B群的體操——利用摩擦動作所產生的熱力治療酸痛

B群的體操是藉由摩擦皮膚的刺激，造成各式各樣的反射，治療酸、痛患部的方法。要領是，利用摩擦生熱去治療酸痛。

●按壓手掌

B群的第一體操是「按壓手掌」。首先，手指露出手背外側互相交握。前半動作是，將左手手掌當做時鐘的盤面（1點位於中指與食指間，2、3點位於食指拇指間，4、5點位於拇指根部，6點位於偏手腕中央，7、8、9、10點位於小指側的浮腫處，11點位於小指與無名指間，12點位於無名指與中指間），用左手拇指仔細地從1點到12點按壓各個相等的位置，最後再用力地按壓手掌的中心。

這時，用左手指間按壓右手手背，此刻若抬起手掌，使手掌肌肉充分伸展，可提高按壓的效果。做爲一連串的動作按壓時，次數是兩週。單獨做時可隨興增減次數。後半動作是，交換左右手的動作位置，依前半的要領進行。

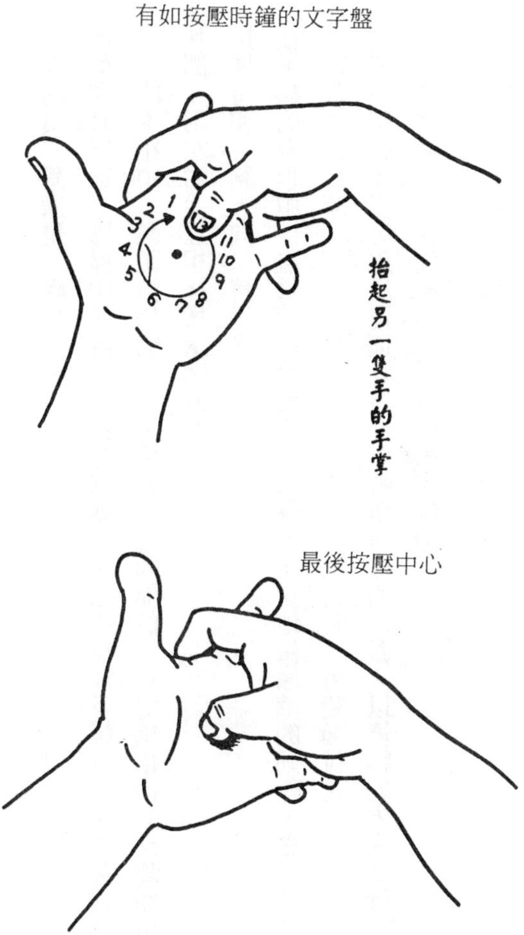
有如按壓時鐘的文字盤
抬起另一隻手的手掌
最後按壓中心

●第一體操——按壓手掌

●摩擦手根

B群的第二體操是「摩擦手根」。

保持在B群第一體操中所說明的外握狀態，左右手彼此互搓接近手腕部份的方法。交握的手指中，鬆弛拇指的交握。接近手腕的部份，有拇指指根的浮腫部份及小指指根的浮腫部。用左右手互相搓揉這兩個部份。

搓揉時和手腕方向保持垂直。

在搓揉的過程中，盡量使彼此發出摩擦聲。確實地做摩擦的動作，讓手掌感到溫熱。以一連串的動作進行時，反覆搓揉二十回。單獨做練習時，可隨興行之。

習慣這個動作後，用反覆運動慢慢偏離所搓揉的位置，以繞轉的方式進行。這時搓揉聲的音質會產生變化，在運動中享受其間微妙的變化。

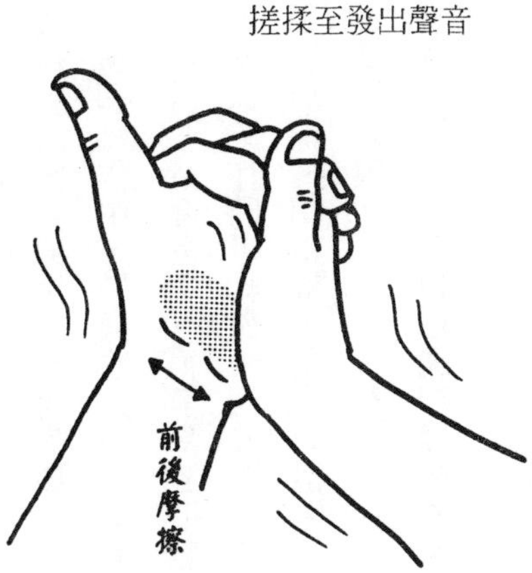

搓揉至發出聲音
前後摩擦

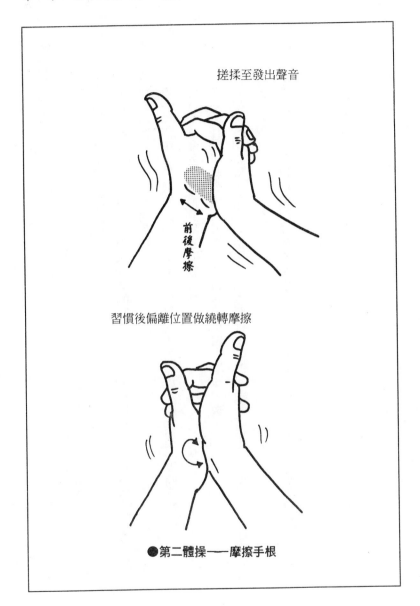

習慣後偏離位置做繞轉摩擦

●第二體操——摩擦手根

●摩擦拇指

B群的第三體操是「摩擦拇指」。

採取外握的形式，保持只有拇指分開的狀態，左右手互相摩擦左右拇指的外緣全部及拇指指根浮腫部份（拇指丘）的整體。

在這個動作中，搓揉的方向有朝拇指伸展的方向，以及朝其相反方向反覆做搓揉。

藉由摩擦產生熱力，直到感到心曠神怡。

連續做動作時，約做十回。單獨練習時，可自由增減次數。

不僅摩擦拇指指根，指尖的指甲外側也要確實摩擦。衆所周知的，拇指指甲外側，有呼吸器系統的穴道。

搓揉的方式，可自由調節搓揉的速度等。重要的是，自己掌握令人感到舒適的速度。

指根和指甲外側也要摩擦

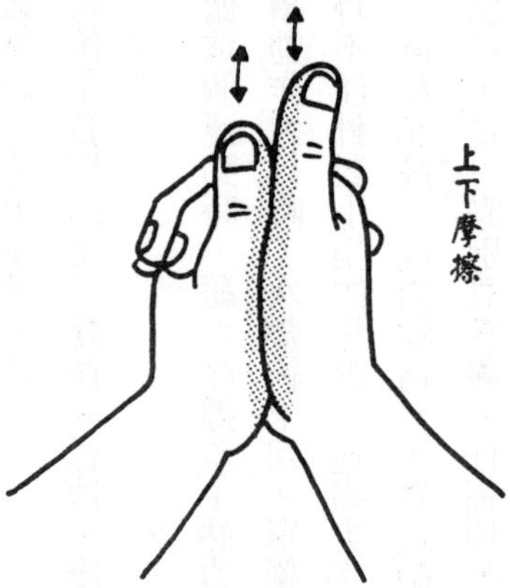

自己掌握令人舒適的程度

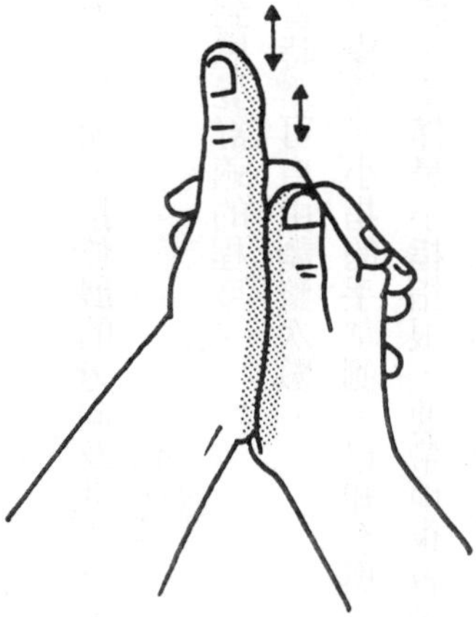

●第三體操——摩擦拇指

●摩擦小指

Ｂ群的第四體操是「摩擦小指」。同樣保持外握的狀態，小指分離，左右摩擦手掌上小指側的浮腫部份，藉由摩擦生熱。

這個動作和Ｂ群的第三動作同樣地，摩擦的方向是朝小指伸展的方向及其相反方向的反覆摩擦。

請在做這個運動時，藉由摩擦產生熱力，直到感覺舒適的程度。

以連續動作進行時，次數約十回。單獨做練習時，可自由調整次數。

摩擦時不僅針對小指的指根，連指尖也要確實摩擦。小指的手掌側，已知有與心臟相關的經絡（穴道及連接穴道的脈絡）。做這個動作時，不僅是小指指根，連帶地也會刺激接近無名指的部份，這一點別具意義。仔細地刺激小指的周邊，可以對腦造成運動刺激與感覺刺激。

除了指根外，指間也要摩擦

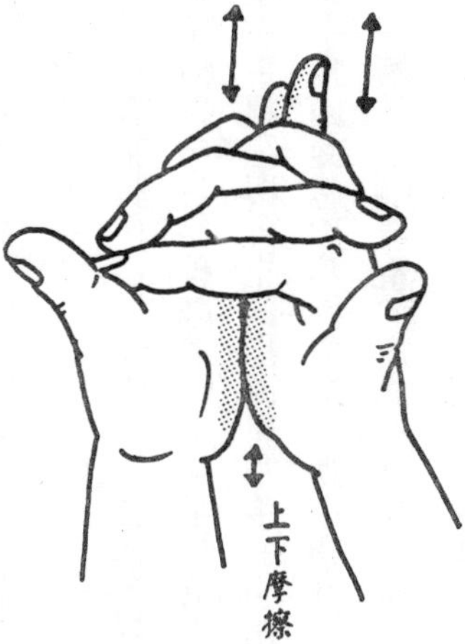

對腦造成運動、感覺刺激

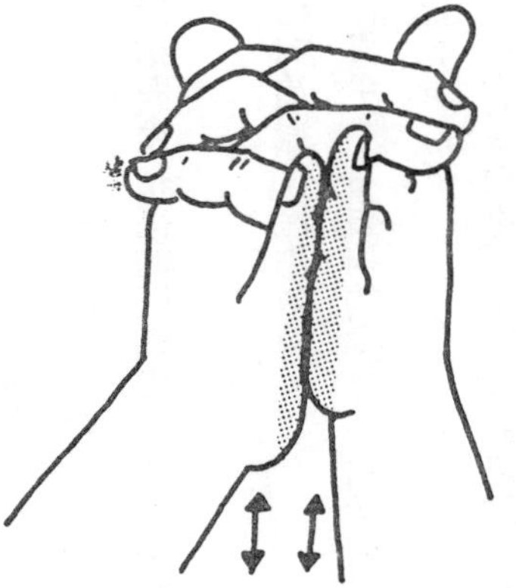

●第四體操——摩擦小指

●斜轉摩擦

B群的第五體操是「斜轉摩擦」。

前半動作稱爲「左側斜轉摩擦」，保持外握姿勢，接著左手拇指繞到右手小指側的手背方向，然後摩擦右手小指側的浮腫部份，以及左手拇指與食指間的凹陷處。摩擦刺激食指與拇指間，稱爲合谷的穴道。

這個手勢具有整腸作用，持續一、二週，對便秘的治療會產生效果。

後半動作稱爲「右斜轉摩擦」。這是和前半動作幾乎左右對稱的動作，右手拇指繞到左手手背，讓右手拇指與食指的指間與左手的小指側摩擦。

基本的手指回旋體操其特徵是，動作精緻細膩，左右手指不互相碰觸的協調運動，而在此所介紹的連續技，則著重於皮膚的感覺刺激與肌肉刺激。這個連續技幾乎可完全刺激手指上的穴道，可對身體與腦部產生具有效果的活性化。

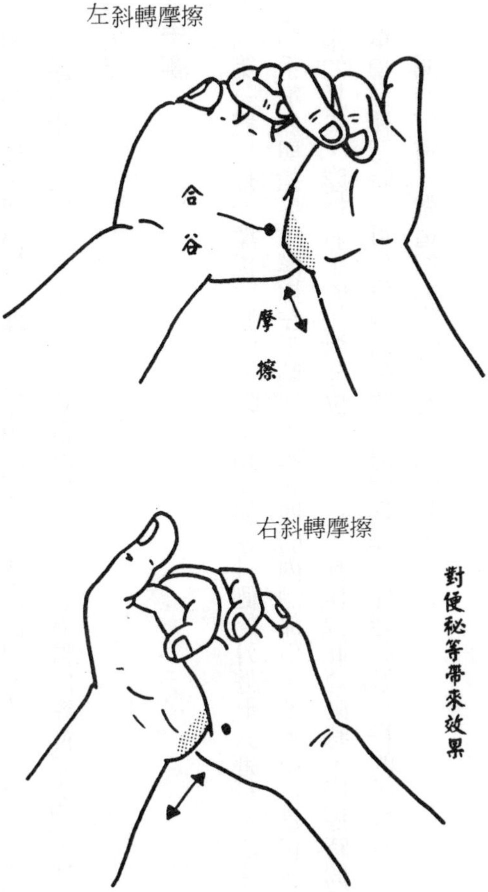
左斜轉摩擦
合谷
摩擦
右斜轉摩擦
對便秘等帶來效果

●第五體操——斜轉摩擦

C群的體操——利用雙指的舒伸刺激給全身帶來活性化

在此再介紹五種手與指的訓練。記住順序而每天持續練習，效果必大。以下將拇指到小指，依序稱爲一指、二指、……五指。C群的體操中，在B群的摩擦要素裡，添加使手部肌肉舒伸的要素。

●摩擦手腕

C群的第一體操是「摩擦手腕」。以手指交握在外側的外握形式進行。前半動作是，用右手一指的手掌側與指尖，摩擦左手腕與手掌之間的內側部份，後半動作是和前半呈對稱，用左手一指的指尖，摩擦右手的相對部位。以一連串動作做此運動時，摩擦時間是左右手各一分鐘，單獨做練習時，可任意調節時間。這個動作不僅能刺激一指的手掌側，也會刺激手腕與手掌之間的穴道。做這個動作時應有一陣暖和感。

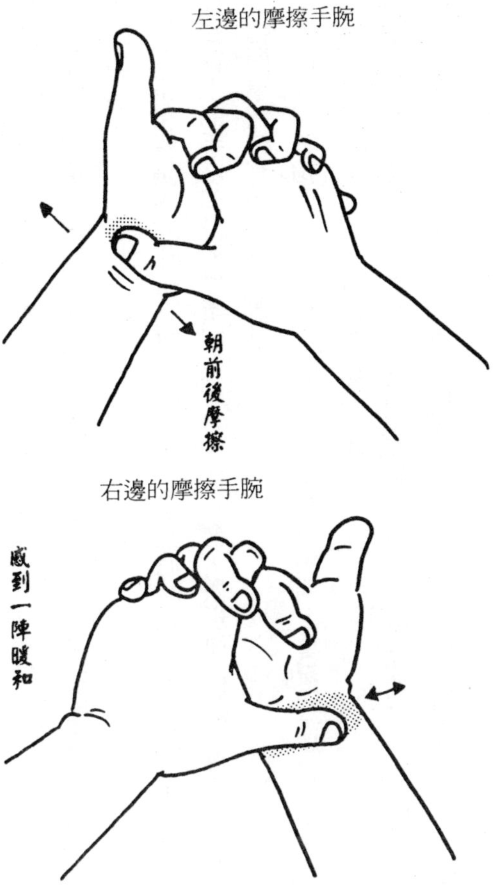
左邊的摩擦手腕
朝前後摩擦
右邊的摩擦手腕
感到一陣暖和

●第一體操——摩擦手腕

●垂直摩擦

C群的第二體操是「垂直摩擦」。

前半動作是，左手手掌與大地呈水平狀，手掌朝下，右手伸向手掌之前，左右手互相摩擦手指間的部位。

最初是五指和四指間的部份，讓左、右手掌呈垂直狀地交叉，除了摩擦指間外，也一併摩擦其延長線上的手掌部份。雙手朝左、右一拉一合，做規律性的摩擦給予指間部份的刺激，而左右指間摩擦時有如碰撞的衝擊。

其次是四指和三指間、三指和二指間、二指和一指間，重複同樣的動作。

手指做摩擦時，有如握緊彼此夾住的手指。

以連續技做此項運動時，次數是各個指間做十回，單獨做練習時可自由調整。

摩擦的速度不在於快速與否，而是以周全詳盡爲目的。重要的是使皮膚的觸覺或壓力感、溫度感活性化。

五指與四指間的垂直摩擦

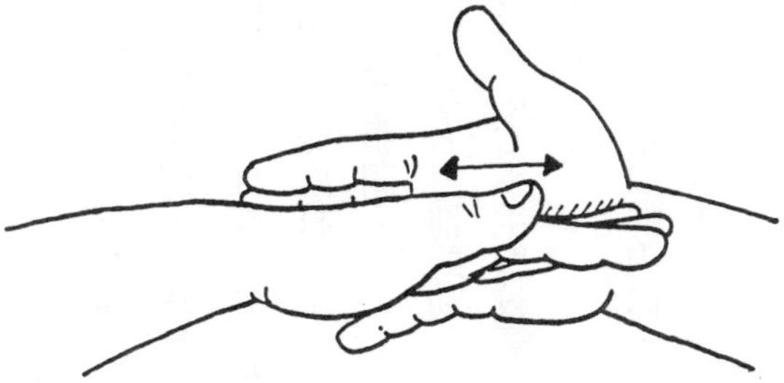

二指與一指間的垂直摩擦

重要的是面面俱到

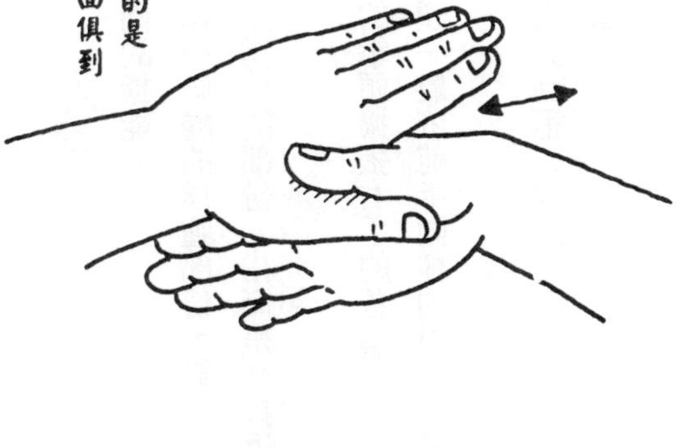

●第二體操——垂直摩擦

●開指

C群的第三體操是「開指」。

這個體操是張大指間，它具有舒緩位於指骨間肌肉的機能。

前半動作是，右手握拳，把小指丘（握拳時小指指甲碰觸的浮腫部份）靠近手腕附近，當成是榔頭，這隻榔頭敲打左手的指間，接著依序張開指根的部份。指間是從接近小指的部份朝拇指的側邊依序張開。

其次，與前述左右對稱的動作，換言之，用左手的拳頭擴張右手的各個指間。

後半動作是，用右手手腕較寬廣的部份，有如榔頭一般依前半同樣的順序，敲打左手各個指間使其張開。

這時，無法伸入指間的內側，因而依序壓打擴張指尖到第二關節的部份。同樣地，也左右對稱的動作。這個動作具有使緊張的神經鬆弛的機能。

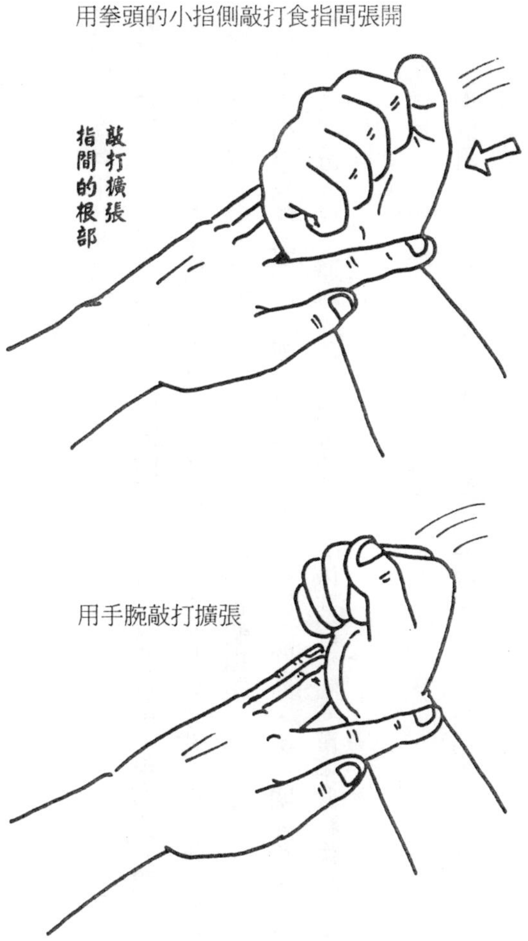
用拳頭的小指側敲打食指間張開
敲打擴張
指間的根部
用手腕敲打擴張

●第三體操——開指

●二指旋扭拉

C群的第四體操是「二指旋扭拉」。

這是依序在各指背側做舒伸動作。

前半運動是，在右手二指的第三關節的指背部份，以及右手三指的第三關節的指腹之間，依序夾入左手手掌朝上的小指到拇指的各個手指，將手指朝手背方向（下方）用力拉。這時，讓雙手全體彼此做回轉的扭動，可以完全地伸展各個指頭。

將右手手指所夾住的場所，朝左手的第三關節、第二關節、第一關節移動，接著再拉拔延伸到指尖的部份。以一連串的動作練習時，各部份進行二回。單獨做動作時，可自由調整次數。

後半動作是，做和上述左右對稱的動作。

這個動作的目的是，伸展手指手掌側的肌肉與腱。同時，藉由加強夾力，可改變指尖血液的血行，刺激神經。

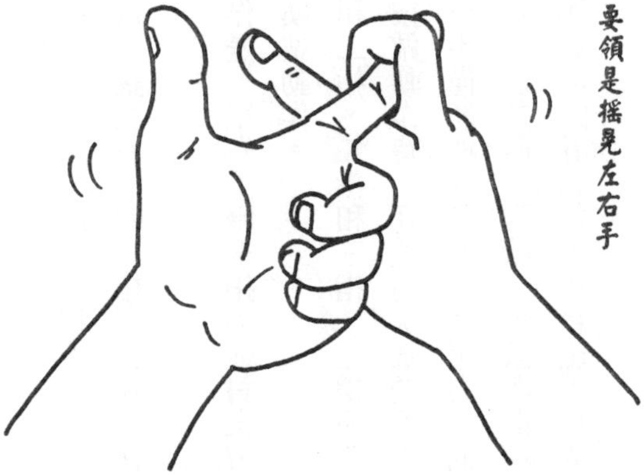
食指的旋扭拉
要領是搖晃左右手

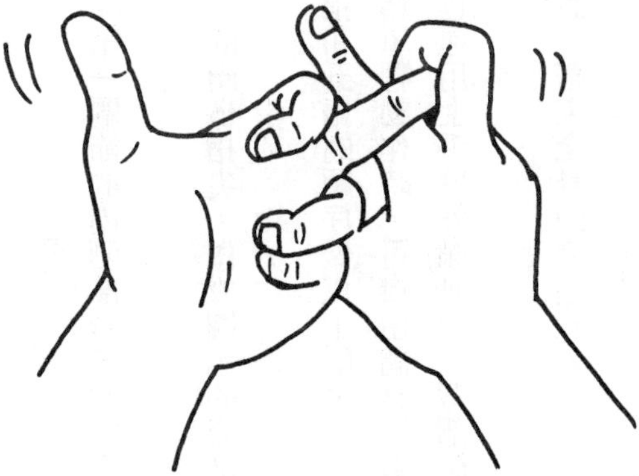
中指的旋扭拉

●第四體操——二指旋扭拉

●內側雙扣鉤

C群的第五體操是「內側雙扣鉤」。

舉例而言，讓左右手的二指和三指，在位於指尖第一關節的內側部份彼此扣鉤住，用雙手臂互拉。

前半動作是，用右手兩根指尖從斜上方鉤住左手的兩根指尖，做成圖示的姿勢，後半動作則左右交換做動作。

以一指和二指、二指和三指、三指和四指、四指和五指的順序做以上的動作。

以連續技做動作時，互拉的次數是各兩回。做爲單獨動作時，可自由調整次數。

這個動作不僅能鍛鍊指力，在用力拉的同時，也運用上手臂外側肌肉、背部肌肉，這些都是彼此互動的運動群，可給予刺激與鍛鍊。

持續上述C群的五動作，可藉由手指的舒伸刺激，帶來全身的活性化。

食指、中指的內側雙扣鉤

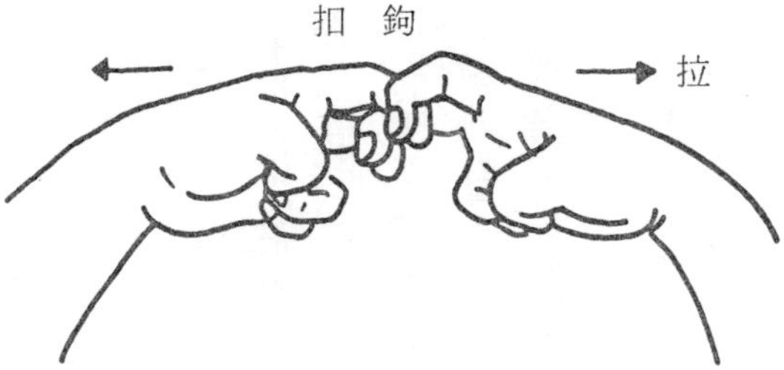

拇指、食指的內側雙扣鉤

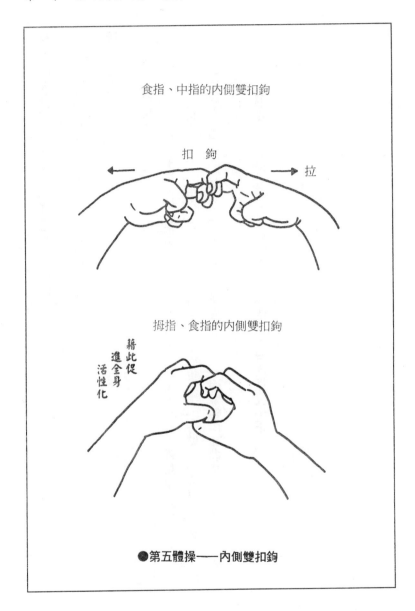

●第五體操——內側雙扣鉤

D群的體操——身心充滿活力，誘發潛在能力

在此再介紹五種連續技，做爲D群的手指體操。

●雙扣環

第一體操是「雙扣環」。

這是左右相對的手指，做成扣環狀，有如鑰鎖鎖成圓圈，左右手臂互拉的動作。

請用一指和二指、一指和三指、一指和四指、一指和五指，各做成扣環來做運動。扣環的扣合方式是，和C群的雙扣鉤同樣地有兩種方法。以一連串動作練習時，請各做三回的拉力。單獨做動作時，可隨興行之。

在這個動作中，最重要的是鍛鍊平常不太使用的無名指及小指。

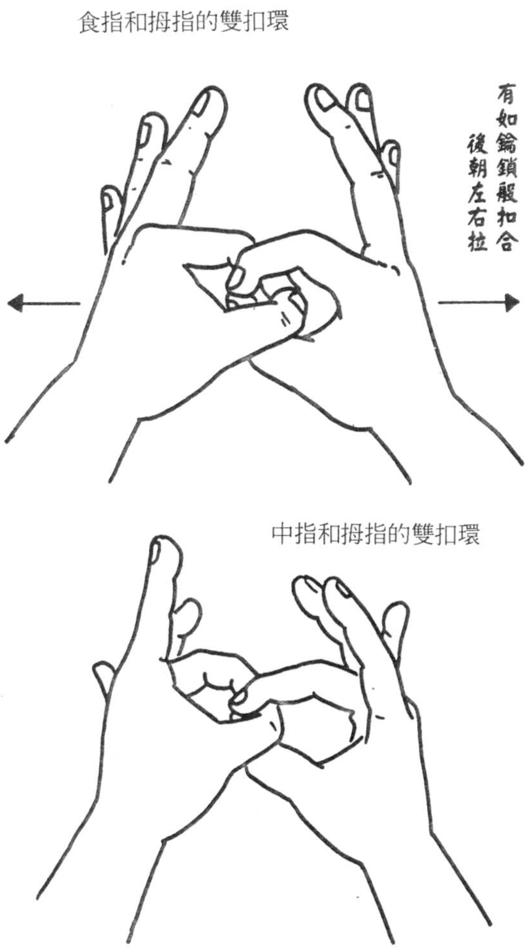
食指和拇指的雙扣環
有如鑰鎖般扣合
後朝左右拉
中指和拇指的雙扣環

●第一體操——雙扣環

●伸展手腕

D群的第二體操是「伸展手腕」。

在前半動作中，右手手掌朝上，而左手手掌從上方以手掌朝下的姿勢彼此手指交握。

其次，左手手腕儘量往外側（背側）反翹彎曲，右手手腕也朝外側（背側）彎曲，使與雙手前臂連接的手的部份呈英文字母的Z形。

因此，必須在胸肌上用力，讓雙手肘往內側壓。

後半動作是，進行與上述左右對稱的運動。

以一連串的動作練習時，各進行三回。單獨做動作時，可自由調整次數或再加點功夫。

這個動作具有充分地伸展手腕，及前手臂內側肌肉與腱的意義。

活動手或手腕的肌肉有許多。讓這些肌肉做綜合的舒伸的運動，會對身心帶來極佳的影響。

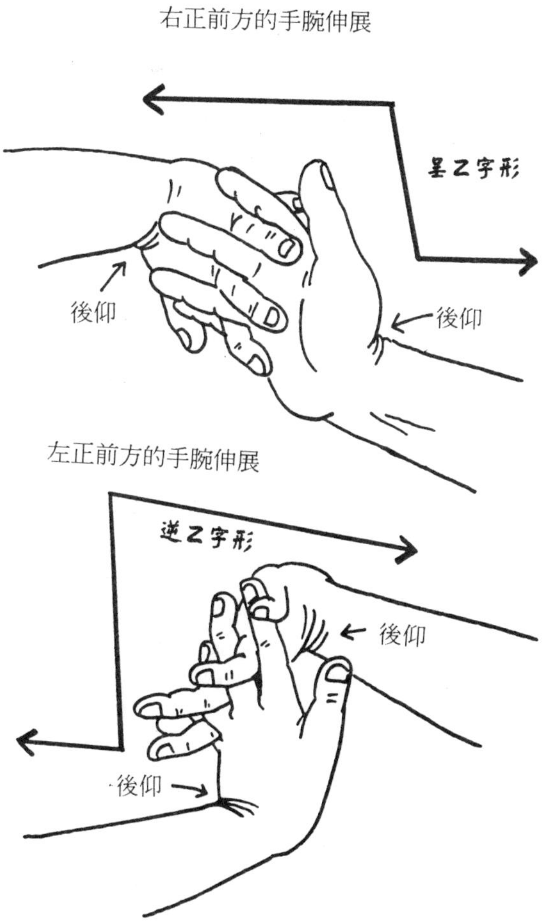
右正前方的手腕伸展
呈乙字形
後仰
後仰
左正前方的手腕伸展
逆乙字形
後仰
後仰

●第二體操——手腕伸展

●拍掌

D群的第三體操是「拍掌」。

雙手手指筆直伸展，以開指的形狀左右手掌緩慢地拍擊的動作。

拍打時儘可能發出響亮而清澈的聲音。

做為連串性動作練習時，次數是十回。單獨做動作時，可自由拍手或在拍打的方式上下功夫。

日本自古以來即習慣在神明前或佛像前拍手致意。而一般人觀賞戲劇或演奏會時，也會有拍手的動作。碰到喜慶時，也會以三、三、七拍子的拍手整合全體的情緒，提高現場的氣氛。

由此可見，拍手可振奮心緒、統一精神，使情緒高昂。用此意圖誠心地做拍手的運動。

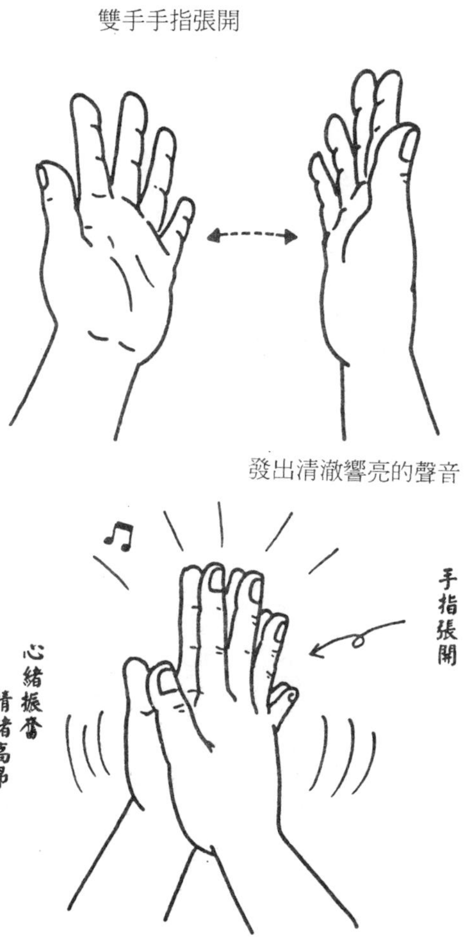
雙手手指張開
發出清澈響亮的聲音
手指張開
心緒振奮
情緒高昂

●第三體操——拍手

●球體壓迫

D群的第四體操是「球體壓迫」。

首先，雙手指尖互碰，做成渾圓的半球體狀。這是最基本的指回旋體操的手勢。保持這個手勢，用雙手臂朝指尖壓力，且暫時保持施壓的狀態。這個動作可提高手指及手部全體的緊張感，提高全身的活力。

請注意所有手指同様地帶著緊張感，而且左右施力不偏不倚，保持均衡。請使用胸肌（位於胸前有所謂的大胸肌、小胸肌的肌肉）。

以一連串動作進行時，請按壓五回。單獨做動作時，不限定次數。

這個動作請在練習時要意識到呼吸法。換言之，按壓指尖時吸住氣，或慢慢吐氣朝球體的指形施力。

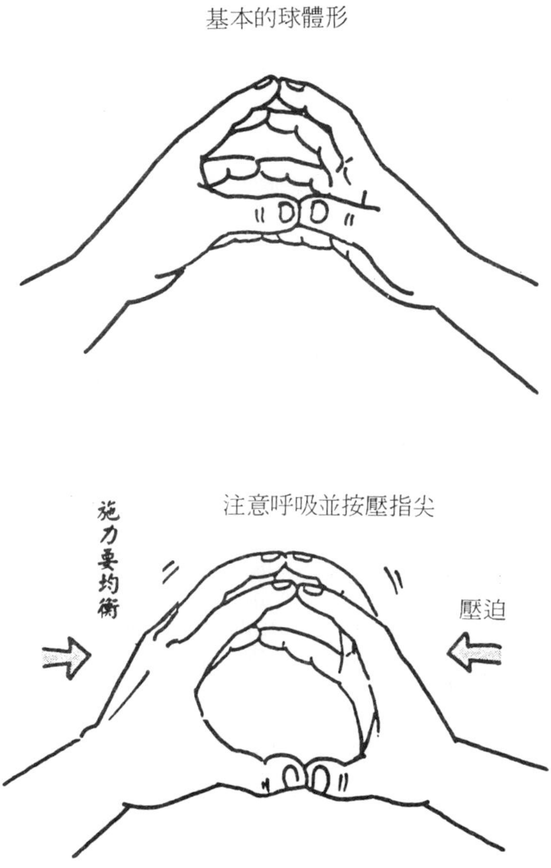
基本的球體形
注意呼吸並按壓指尖
施力要均衡
壓迫

●第四體操——球體壓迫

●開花的手勢

D群的第五體操是「開花的手勢」。

前項的球體基本形中，只留小指與拇指的接合狀，讓二、三、四指張開呈開花狀。這時，所有的指尖必須確實地伸展。

做這個手勢時，儘量保持拇指和小指所連接成的環狀，變成一個完整的圓形。而手指張開的同時，在心理想像「心中花」正美麗地綻放而散發出光亮的影像。保持這個姿勢陷入瞑想。

以上，介紹了A群到D群的手指連續技，合計有二十種。

將這二十種連續技全部以一套動作做練習時，身心會充滿活力，潛在能力也會漸漸地活性化。

習慣之後，請閉上眼睛做上述二十個動作。斷絕視覺上的要素，可訓練其他感覺的活性化。

而以閉眼的狀態確實地描繪空間上的形象時，也能提高心靈的能力。

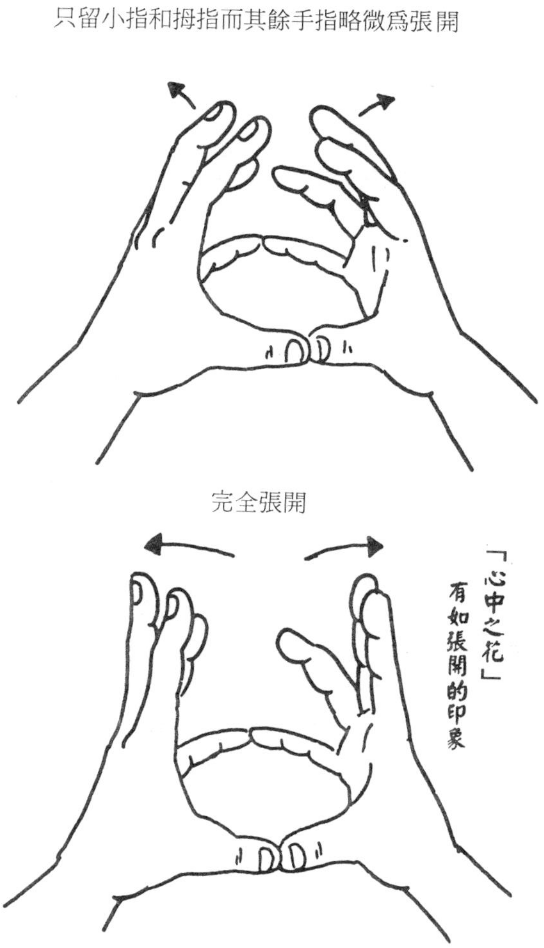
只留小指和拇指而其餘手指略微爲張開
完全張開
「心中之花」
有如張開的印象

●第五體操——開花的手勢

第二章

症例別、最新指回體操

△首次公開全身精力復甦的「秘傳」

一舉介紹指回體操的奧妙

本章將介紹，因應各個症狀的各種指回體操的方法，它堪稱指回體操的極致。這些都是筆者個人從豐富的治療經驗中所活化的技巧，深具效果且各具深奧意義的劃期性方法。

各位請實際試行，體驗其中的效果。各個項目有某種程度的獨立性，也可從個人感興趣的項目開始閱讀。碰到有所指示，可翻閱前面做內容的確認。

在此所介紹的內容，除了治療身體上不良的狀態外，也可說是讓原本身體健康者更光輝亮麗。

有閒暇者建議您首先把全部內容閱讀一遍，慢慢體驗各個內容的精髓。

●腰痛消除法——扭腰指回旋

腰痛的起源是，以站立姿勢開始步行的狀態。我們的腰爲了支撐上半身，以脊椎骨爲中心，讓一群稱爲脊柱起立肌的肌肉給予支撐，同時有腹壁肌肉的協力合作。

而我們使用上半身的方法，有不停地持續動作，以及一再持續同一姿勢等兩個極端場面。不論那個場面，若有個人獨特的癖性，會使肌肉的緊張呈不自然的偏曲。實際的日常生活中，加上在此兩極端之間搖晃擺動的狀態，因暫時性的無力姿勢，造成重大負荷遽然落於身的突發事件。

肌肉緊張產生不自然偏曲或身體承受極巨的負荷，造成肌肉過度緊張狀態而引起腰痛。腰痛又分伴有骨骼變化者，以及骨骼並沒有明確變化者。實際上腰痛的患者，有多數人是處於所謂「腰痛症」的狀態，通常照X光片，骨骼並沒有重大的異常，也沒有明確的神經障礙。這種腰痛多數是因肌肉緊張而來。因此，只要能使肌肉鬆弛緊張感，即能消除腰部的疼痛。

即使是骨骼有變化的腰痛，疼痛本身也多半來自肌肉的緊張，因此，幾乎可不動特殊的手術，而能使症狀緩和。

在此爲各位介紹，舒緩轉腰的肌肉群，使其柔軟的指回法。這是針對症狀較輕微的腰痛症者的方法。

雙腳微開站立，手臂伸向前方。雙手指尖交合在腰部前方，做成球體形。

首先做事前的檢查。以前述的手勢旋轉腰部，上半身朝左方旋轉，伸直的手臂和球體手勢與地面呈水平，往左側旋轉直到界線的位置。也做朝右旋轉的動作，檢查一下方便旋轉的程度是否呈左右對稱。

然後，假設無法再朝左側旋轉（以下所有動作，朝右進行時則以相反方向行之）。

球體手勢置於左側的界線位置，在該處做指回體操。換言之，從拇指依序到食指、中指、無名指及小指，各回旋二十回（回旋方法是右轉。所謂右轉是指，從右手手腕來看，右手指尖朝順時鐘方向回旋的方向）。

每次回旋一組手指，柔軟度會漸漸增加，所以，請超越原先的界線，再讓身體做扭轉。在回旋各個指頭時，應可深切地體驗到手指回旋的強力效果。

筆者基於這樣的體驗，而主張「手指是突破界線的道具」。如何在平日的生活中，活用具有潛在能力的手指，全憑我們個人的智慧。

單側旋轉完畢後，在相反側也做同樣的動作。

同時做左右兩側的體操後，從腰到背、側腹的肌肉，完全變得柔軟，也能改善左右身體的彎曲。手指回旋的效果會遍佈全身，因而在做上述動作時，也努力回復腰部以外部份的平衡。

平日若能以上述的方法，消除造成腰痛元凶的不正姿勢或腰肌的僵硬，不僅能解除腰痛，也是腰痛的預防之策。

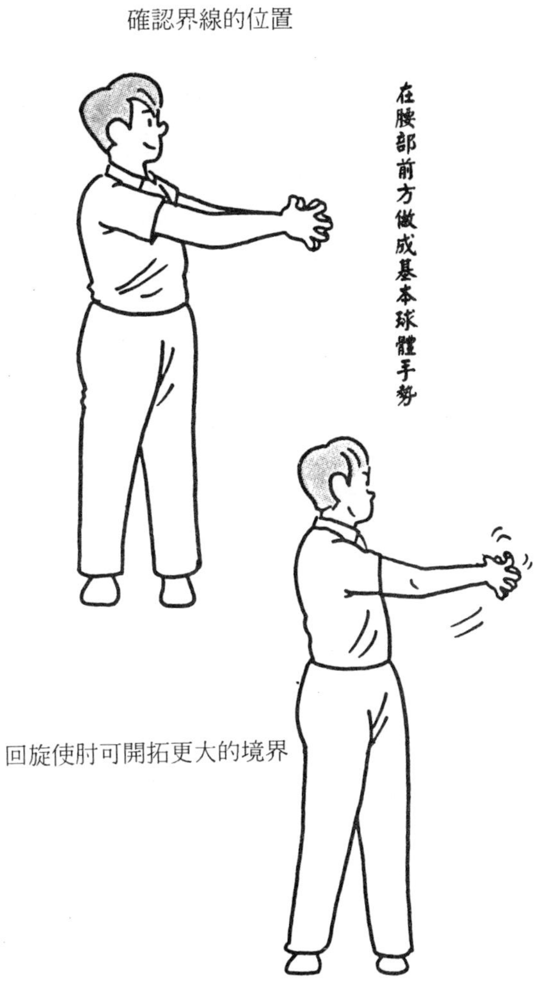
確認界線的位置
在腰部前方做成基本球體手勢
回旋使肘可開拓更大的境界

●〈腰痛一〉扭腰指回旋

●腰痛消除法二——「轉身美人」的速效

正値盛年的上班族中，約有三分之一曾有腰痛的經驗。但，腰痛的治療極爲不易。

在此所介紹的方法，比以往任何方式更爲簡單，且具最大效果，乃是手指回旋體操獨創的技術。我將此姿勢命名爲「轉身美人」。

在文頭曾經提起，筆者曾在某電視節目中，以二十分鐘的時間治癒約百人的腰痛患者，當時所運用的技術，主要的部份乃是根據這個姿勢。

利用這個姿勢而治癒腰痛的方法，在前著『指回健康體操‧實證篇』中有詳細說明，在此僅介紹其概略。若無法清楚內容者，請參照前著。

左腰疼痛者，請根據以下所示的步驟，搖擺身體。

假設剛開始疼痛的程度爲十，圖中的動作中表示疼痛的數字會漸漸減少。任何一個動作都有其涵義，請按步就班地練習。

(1)雙腳併攏站立。左腳腳尖靠近右腳腳底凹陷處，左側腳跟朝後左方張開。重心移至右腳。

(2)左腳往內側彎曲，朝後平行移動約十五公分。

(3)彎腰做輕微的鞠躬動作。

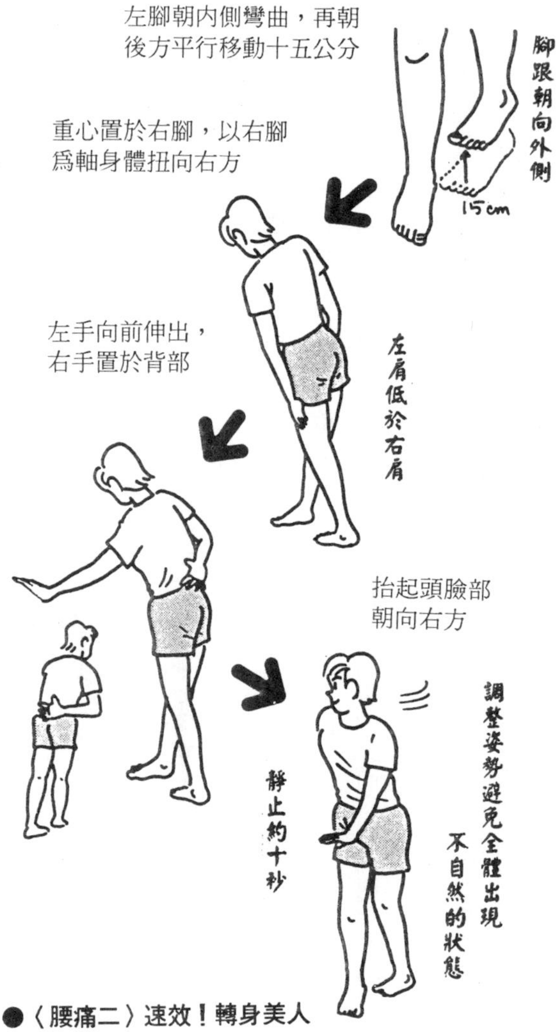
左腳朝內側彎曲，再朝
後方平行移動十五公分
腳跟朝向外側
15cm
重心置於右腳，以右腳
爲軸身體扭向右方
左手向前伸出，
右手置於背部
左肩低於右肩
抬起頭臉部
朝向右方
調整姿勢避免全體出現
不自然的狀態
靜止約十秒

●〈腰痛二〉速效！轉身美人

(4)重心置於右腳，以右腳為軸，身體朝右扭轉。這時，左肩必須低於右肩。

(5)左手向前伸出，手掌朝向左斜下方。右手移到背上，手背自然放置於腰部正中央。

(6)抬起頭，臉部朝向右方。

(7)調節全體動作避免有不自然的狀態，靜止大約十秒鐘。

(8)徐緩地回復身體的扭曲狀態，然後將左腳抽回。

以上動作結束。請自由擺動腰部，檢查剛開始設定為十的疼痛，減低到什麼程度。疼痛感應該減輕許多。

右腰疼痛時，改變左右動作進行。能準確做出動作時，呼吸也變得順暢。這是因身體扭曲所造成的胸廓彎曲已獲得矯正的緣故。

疼痛感在中央或腰的兩側時，首先請做前半的動作，如果因此而有狀況惡化的情形，立即停止動作，改從反方向行之。

做這個動作絕對必須遵守，不無理強求、不倉促行之、以徐緩而安定的狀態做出每一個動作。可以適切的掌握動作要領時，隨著身體扭轉，腰痛會減輕，當緩慢回復原來動作時，可以在腰痛減輕的狀態下回復最先的姿勢。

筆者直接指導這個動作時，幾乎毫無例外地當場減輕了練習者的腰痛。但是，憑藉書籍內容所述而學習時，通常會有無法做出稱意的動作，或不知自己身體處於何種狀態下而採取姿勢的人，因而也有效果不彰的情況。因此，在做動作的當中，如果可能會有疼痛感時，不要急速中斷動作，不慌不忙地循著相反的程序以「緩慢地」的動作回到最初的狀態。在此情況下，可能有和本書說明中略有出入的動作產生。在接受正確的指導之前，請避免自我主張強行爲之。這和腰痛體操不同，只要練習一、二回即足夠。

●腰痛消除法三——各個手指分離的旋轉技

如前項所述，約有三分之一的壯年因腰痛而煩惱，而過去曾有腰痛經驗者爲數更多，根據某項調查，據說成年人中約有三分之二曾有過腰痛的經驗。

這和筆者根據健康檢查所調查的結果幾乎一致。

在腰痛患者中，有數成骨骼並無異常，卻有腰部僵硬或背部飽脹等狀態。這些人通常感到腰痛，也不找醫師治療，強忍疼痛而持續工作。

在此爲這類腰痛患者，介紹具有治療效果中，稱爲指回旋體操變形技的「扭轉指回旋」。基本的指回旋是讓左右對應的指尖併攏，而「扭轉指回旋」則是這個基本指形的變形。

具體而言，以數字稱呼拇指到小指，依序爲一號到五號，這是讓左手的一、二、三、四、五號手指的指尖，各與右手的五、一、二、三、四號的指尖對應，稱爲「第一右扭轉」的手技。

若以左手為基準來分析，乃是從基本的指回旋對應中，讓右手回轉而使各個手指岔開的形狀。做成這個形狀後，注意各個對應的指間不互相碰觸，畫圓地旋轉各二十回。這時也一併注意，不要使渾圓的球體形變形。

而「第一左扭轉」的動作和上述相反，讓右手的一、二、三、四、五號的指尖，與左手的五、一、二、三、四號的指尖對應，同樣地做旋轉指頭的動作。旋轉時必須專注而細心。

在這個訓練的前後，如果測試身體扭轉的程度，應可發現腰周圍的肌肉變得柔軟。腰部有沉重感者，不妨隨時試行在此所介紹的「第一扭轉」的指回旋體操。

這個方法並沒有前述「轉身美人」的速效性。但以長期效果為目標，持之以恆，在不知不覺中應可自覺症狀的減輕。

●自力治癒肩硬化消除法——反方向回轉頸和手臂

有一份值得信賴的資料顯示，正值壯年的上班族，約有六成以上患有肩膀僵硬症。也許有人懷疑這個結果過於極端吧，但筆者個人的調查也出現同樣的結果。肩硬化幾乎可以說是國民病，是相當嚴重的問題。

一旦染患肩硬化，隨之而來的是頭部沉重、頸部僵硬等症狀，整個世界變得一片黑暗。相信有不少人祈求，若能完全消除肩硬化，人生將變得舒暢而亮麗。

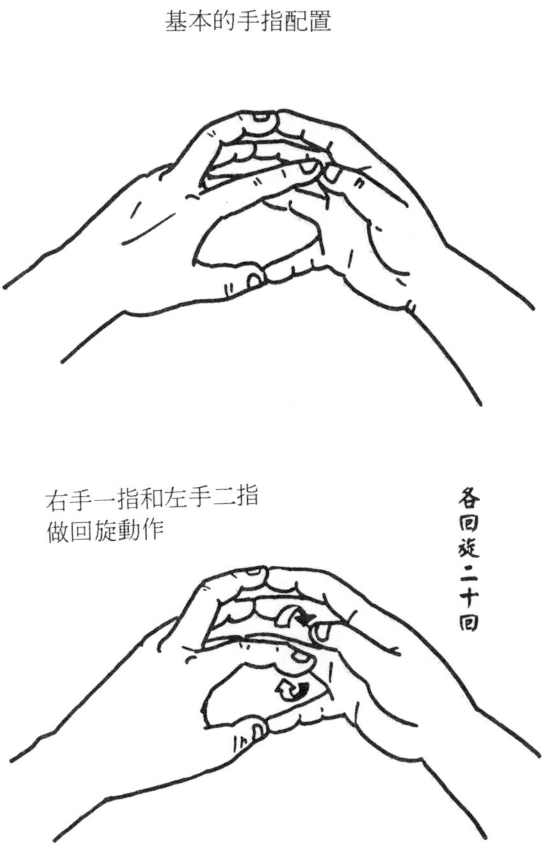
基本的手指配置
右手一指和左手二指
做回旋動作
各回旋二十回

●〈腰痛三〉扭轉指回旋

前來問診的患者中，有多數這類型的患者，但只要施予手指的特殊療法，都有相當好的效果。根據以往的治療法，難以根治的肩硬化當場即能立即紓解而令當事者驚訝不已。掃除陰霾換來舒暢。

「指回健康法」是以筆者實踐性的診療經驗爲基礎，所構成的完整體系。在此介紹其各種項目中可自己治療肩硬化的方法。

雙腳微開站立，雙手伸直與肩同高，雙手指尖併攏，做成半球形（球體形）。伸直右手肘，讓這個球體形移動到左肩的前方。

其次，儘可能將脖子轉向右方。藉由手臂與脖子相互間的反方向旋轉，使右肩到右頸之間的肌肉，處於有如被用力擰乾的抹布的狀態。以這樣的姿勢做基本的指回體操。換言之，從拇指到小指，各個手指不互碰而做繞轉動作。各個手指繞轉的基本次數是二十回。

隨著手指的旋轉，會紓解肌肉的緊張，因而可將手及脖子做更大的擰乾動作。這時適切地調節頸或手臂的位置，祈使酸疼的肌肉鬆弛，乃是提高效果的要領。

以上述的動作而舒緩右肩的硬化後，接著完全更換左右姿勢做同樣的動作。

利用這個運動可紓解頸到肩部的硬化，立即感到舒暢。即使只是持續做基本的指回體操，也是有效治療肩硬化的對策，但配合身體其他的動作，必可體驗倍增的效果。在指回體操的想法中，非常重要的是，它並非治療特定的部位，而是在全身的運動場中做治療。

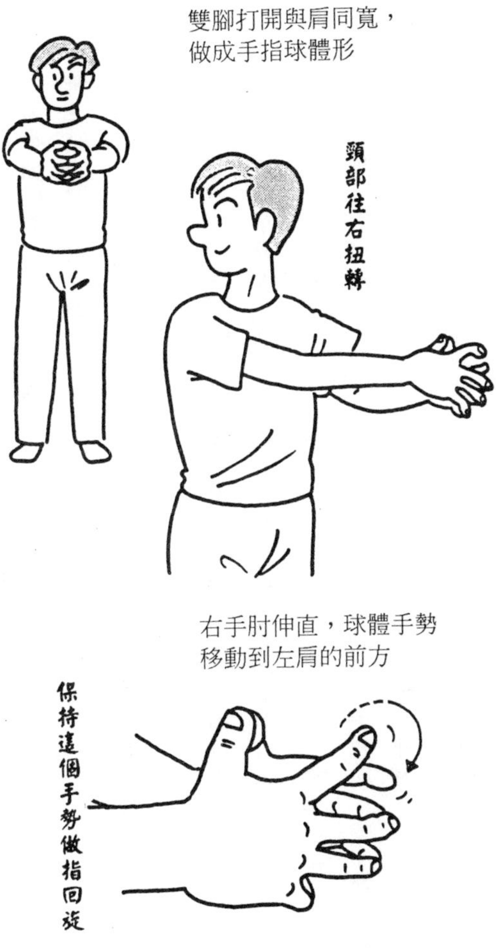
雙腳打開與肩同寬，
做成手指球體形
頸部往右扭轉
右手肘伸直，球體手勢
移動到左肩的前方
保持這個手勢做指回旋

●〈肩硬化一〉頸和手臂做反方向回轉

●肩硬化消除法二——指尖施力回轉手臂

有肩硬化苦惱的壯年爲數甚多。如果仔細觀察擁擠的電車内或辦公室中的景象，必會發現有不少人無意識中會用手按壓肩膀。可見患者仍有某程度的自覺。因此，在此爲各位介紹，讓這種無意識的動作更發揮效果的治療法。

假設痠疼的部位是在右肩。這時，用左手中指或食指碰觸右肩疼痛的部位。儘可能自覺其範圍多大、按壓時的疼痛感如何。

也許剛開始難以分辨疼痛的部位，但習慣之後連內在的疼痛感都可瞭解。仔細摸索，找出疼痛的中心點。通常最硬的部位是中心點。然後將指尖按壓在該處。

其次，擺動右手臂。具體而言，伸直手臂朝内側扭轉。這時手掌方向是，從後方朝右外側方向旋轉。做如此旋轉的理由是，在旋轉手臂的位置時，是肩膀肌肉緊張最容易紓解的狀態（這個事實和肩胛骨的位置及其運動有密切關係，但其間關係到專業知識，在此不做詳細說明）。處於這個狀態後，手臂下垂，以手臂伸展的姿勢做畫圓的旋轉。這個動作呈規律性的進行，並在左手的指尖間斷性地施壓。隨著手臂回轉，在手指下方必會自覺，肩膀肌肉也微妙地做運動。瞭解到如此微妙的互動後，配合手臂回旋的規律，左手的按壓也做規律性的強弱變化。如此一來，藉由外側給予肩膀的刺激，以及從内側活動肩膀（藉由手臂回轉），

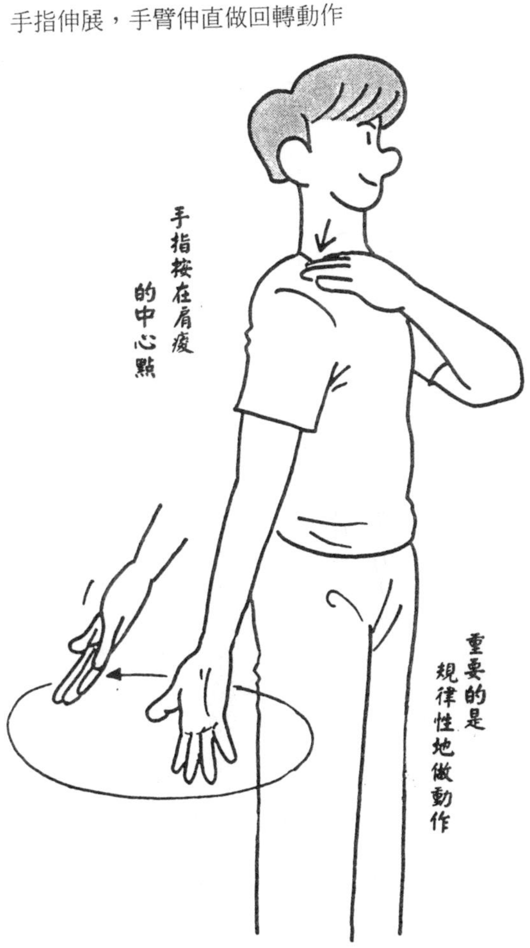
手指伸展，手臂伸直做回轉動作
手指按在肩痠的中心點
重要的是規律性地做動作

●〈肩硬化二〉指尖用力手臂回轉

可具效率性地紓解肩硬化。

這個方法只要是自己感到快適的範圍，可反覆行之。

右肩運動結束後，改換左肩做類似的運動。

利用這個方法提高效果的要領是，在手臂回轉時，讓手臂擺動的過程增加一些變化或有特殊的功夫。而手臂回轉的手指，若十足地伸展開來也是提高效果的秘訣。是否能確實遵守細微末節的事項，在效果方面有極大出入，請用心地做練習。

●五十肩消除法——回轉手臂做天人地力的旋扭拉體操

所謂五十肩，是指四十年代或五十年代的肩膀，因某個突發狀況而難以動彈，其特徵是穿長褲或撥弄後頭部的頭髮的動作，變得相當困難。在此為各位介紹，改善這種狀態的手臂運動法。乍看下非常簡單，其實是相當有效果的方法。

即使是健康的各位，不妨也一起做以下的運動。

(1)右手朝側邊張開，手肘伸展至肩膀的斜上方，手掌朝上。

(2)手臂前端做畫圓狀的運動。這時，手掌隨時朝向圓的外側做旋轉。這稱為「天的旋轉」。

(3)最後，手掌應朝向後側，以這個位置讓手腕回復朝向前上方的姿勢。

(4)其次，在肩膀的稍下側，手臂前端和(2)同樣地做旋轉，並描繪第二個圓。這稱爲「人的旋轉」。

(5)和(3)同樣的，將手腕回轉到(4)的最後位置，手掌返回朝前上方的方向。

(6)其次，在腰部側邊手掌前端和(2)做同樣的旋轉，同時描繪第三個圓。這稱爲「地的旋轉」。

(7)和(3)同樣地，手腕回復到(6)的最後位置，手掌返回朝前上方的方向。

(8)從這個位置讓手掌保持朝前的姿勢，伸直手臂延著朝後方的最大界線，描繪圓弧狀，然後回到最初的位置。這稱爲「大旋轉」。

(9)反覆以上的動作，反覆的次數是數回到十回左右。

(10)右邊做完後，左邊也依同樣要領進行。

習慣以上動作後，可同時使用雙手臂。經過以上的運動，可綜合地活動平常少動的肩、手臂、胸或背的肌肉。五十肩患者，剛開始會有疼痛感，首先把整體的動作縮小。習慣後再擴大手臂旋轉的範圍，加大整體的動作。

筆者在進行治療時，會加入這些動作，對實際產生疼痛的肌肉造成刺激。如此一來，可有效而立即解除五十肩疼痛所造成的肌肉收縮狀態。

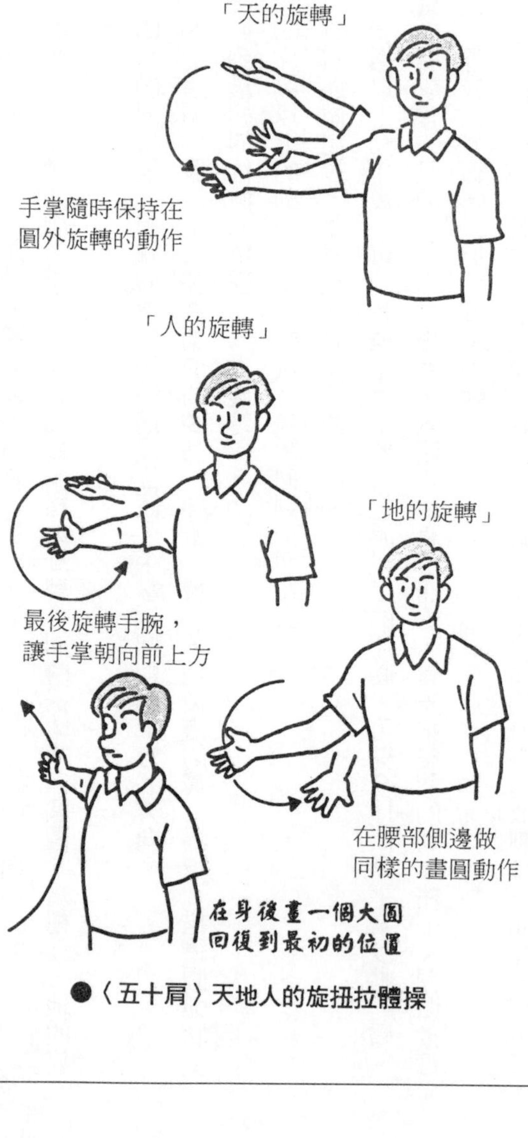
「天的旋轉」
手掌隨時保持在
圓外旋轉的動作
「人的旋轉」
「地的旋轉」
最後旋轉手腕，
讓手掌朝向前上方
在腰部側邊做
同樣的畫圓動作
在身後畫一個大圓
回復到最初的位置

●〈五十肩〉天地人的旋扭拉體操

●肩與胸的疼痛——用肩硬化消除法消除

胸部感到疼痛時，會令人擔心是否心臟異常。在門診做檢查時，有不少患者雖然心臟並無異常，卻苦訴胸口疼痛。這類病症的典型是，在左側上胸部，從鎖骨朝下附近所感到的疼痛。

有一次，一位五十多歲的男性前來門診。他說左上胸部有疼痛感，爲其診察後，發現由上數來第三個肋骨下的肌肉有壓痛。常見這類患者向我詢問：

「最近是否有感覺壓力的事情發生？」

「週末爲了整理垃圾，在頗爲難的姿勢下持續肢體勞動。」

觸診他的肩膀時，非常僵硬。一般男性的肩硬化，通常是右側比左側更嚴重，而他則是左肩非常地僵硬。

因此，我運用消除肩硬化的ＳＲＳ健康法的技術，讓患者當場減輕其肩硬化的症狀，而原本有壓痛的部位也立即消失。

當然，也實行心電圖等的檢查，心臟並無任何異狀。

上述例子屢見不鮮。

甚至有某中年女性，慌張地前來詢問：「左乳房上內側有腫塊，又有疼痛感，是否是乳癌？」當然必須顧慮最壞的情況而做審慎的檢查，但如果解除肩硬化，而左乳上內側也不再有疼痛及硬塊，則不是乳癌。

以實踐性的意義來說，手指回旋體操的項目之一，肩硬化的瞬間解除法是極有助於辨別病狀的技術。

當各位左胸感到疼痛時，如何自己做判斷呢？如果疼痛是在胸部的表面，自己觸摸其範圍，直徑頂多一公分左右的肌肉領域，則是前述狀態的特徵。一旦確認清楚後，請依循本書所介紹的方法，紓解肩硬化。如果肩硬化與胸痛一併消失，即可瞭解胸痛乃是因肩硬化牽連而起。

●手臂與胸的疼痛——天人地的旋扭拉體操

前項提及，肩硬化嚴重時會引起胸痛，但筆者最近卻碰到一個稍微特殊的例子。

A先生年齡二十來歲，頸部常有突發性的硬化。

有一天，他前來我所指導的速讀講習會中，向我吐露：

「最近左肩常感到疼痛。」

爲其診察後，發現位於左肩和上臂交接處的上腕二頭肌的起始部，有一個按壓即感到劇疼的地方。

這地方的肌肉有局部性的強烈收縮。且是持續已久的狀態。這乃是五十肩者常見的現象，但他才二十出頭，簡直令人不可思議。

姑且不追究其原因，暫且擺動其左手臂，為其實行前述指回旋體操技術之一的「天人地旋扭拉體操」的變法，疼痛的部份當場即消逝無蹤。

當時令其大感驚訝的是，沒有向我明言的側腹疼痛，也連帶的消失了。

這件事還有後文。不久，根據他自己的報告，原本當他感到緊張時，常會引起心跳加速的現象，但自從我除卻他上手臂的疼痛後，已不再有心跳加速的現象。

也許是引起他肩痛及使心跳加速的要素，都和交感神經的活動相關，因而只要解除一方的緊張，另一方過盛的緊張習性也會一併消除吧（以東洋的醫學理論而言，可做此解釋）。

也許在他有自覺症狀之前，在上手臂的深處，已經有肌肉緊張的領域。

有些人身體各處疼痛，卻找不出原因，而這樣的人也常見和這位病患類似的現象。這時只要找出實際疼痛的地方，去除病痛根源，自覺症狀也一併消失。

我深切地覺得，人的身體是相當有趣的反射機構。

●側腹的疼痛——利用肩硬化消除法去除

前項提及，劇烈的肩硬化會引起左側鎖骨下的胸痛。

但有些人卻會在右側腹出現同樣的疼痛。

學習西洋醫學的醫師，當患者苦訴右側腹疼痛時，通常會以下面的程序開始檢查。

首先，懷疑是肝臟或膽道系的異常。

(1)從血液中調查，表示肝臟或膽道機能的酵素數值是否異常。

(2)做超音波檢查，調查膽石或膽囊炎或膽道擴大、肝臟是否腫大。

若無任何異常，則做下列的程序。

(3)懷疑是胰臟異常，利用超音波檢查。

(4)懷疑是胃或十二指腸異常，做鋇檢查（造影劑）有時也做胃鏡檢查。

若無任何異常，會利用CT掃描做胃部的精密檢查以表慎重，或用ERCP的檢查方式，利用內側鏡做膽道或胰管的造影。

如果還找不出原因，則懷疑是尿道異常，做腎臟或尿道造影。當然，也會用X光檢查骨骼是否異常。

這時若還無異常……。主治醫師會開始懷疑患者。這個人所說的疼痛是否屬實？或者根本是無病呻吟等等。

最後，可能礙於診斷無果，而冠上膽道無定位運動的病名。這是檢查一切正常，但因膽道「機能」異常，造成疼痛而冠上的名稱。如果患者還不能理解，醫師會說服對方：「已經做了所有可能的檢查，並沒有任何異常，應該不是不良的疾病。請放心吧。」

但此結果只有醫師理解，疼痛一直不能消失的患者仍無法心服。也許讀者中，也曾經有過類似的經驗。

根據筆者的經驗，這種人多半是肩硬化過度，結果牽連出其他的症狀。我們只要從利用指回健康法的技術，立即紓解肩硬化而連帶地也消除腹痛的事實，即可獲得證明。事實上，我的門診患中常見這樣的例子。

這些患者的特徵是，移動右腳無名指（或其兩側腳趾）給予刺激時，會有異常的疼痛。這類疼痛，多數人並無自覺，即使自覺疼痛，也鮮少有人將其和側腹疼痛連想在一起。

因此，抓住該疼痛的指頭做旋轉運動時，手指的疼痛會舒緩開來。同時，右側腹的疼痛也漸漸消失。若有右側腹不明原因的疼痛者，有值得一試的價值。即使是自認健康的人，不妨扭動腳趾頭，檢查是否有疼痛。不過，請注意不要妄下判斷。

在西洋醫學中，認爲與膽囊相關的疼痛的反射部位，是在右肩上。這是屬於內臟體壁反射的一種。

醫科學生所受的教育是，膽囊若有實際的疼痛，右肩也會感到疼痛。但卻沒有教導他們認知，右肩的硬化會蔓延到側腹，因而無法想像在此所陳述的理論。這個例子可以當做，在一個範疇內觀看事物，難以掌握實際且耗費時間、費用而徒勞無功的佐證。

●胃腸障礙、生理痛消除法——利用雙重閉鎖法發洩壓力

自古以來，衆所周知地，手及腳上隱藏有分佈到內臟的各種反射機能。在漢方醫學上，認爲拇指上有肺經、食指上有大腸經、中指有心包經、無名指有三焦經、小指有心臟經和小腸經的經脈。

所謂經脈，可說是巡迴在身體各部，各種刺激的傳達網路。如果把各個經脈當做是「線」，則散佈在線上的各個中繼點，則稱爲穴（經穴）。而經脈的末端上的「點」，延伸到手、腳的指尖。因此，在指頭上適切地刺激，可依目的，使遍佈身體各處的刺激網路活性化。最具代表性的經脈有十四經脈，此外還有所謂的奇經及複數的經脈群。但是，千萬戒愼的是，凡事不可受固定觀念所左右。我之所以假藉漢方醫學的用語，說明筆者自創的指回體操的效果，完全是爲了簡略說明上的繁複，乃是一種權宜之計，這一點請讀者們務必瞭解。

在此所介紹的是SRS能力開發法的指回旋體操，可以參考漢方醫學的體系從而理解，以下介紹對胃腸強化、緩和生理痛、發洩壓力具有效果的方法。

首先舉起右手，將拇指握在拳頭內。接著伸直食指和小指。左手也做出同樣的手勢。

右手手掌朝上，左手手掌朝下。右手食指鉤住左手小指，右手小指鉤住左手食指。彼此鉤住的指頭盡可能用力鎖緊，讓指頭感受到充分的刺激。接著，在手指鉤住的部份上，加上

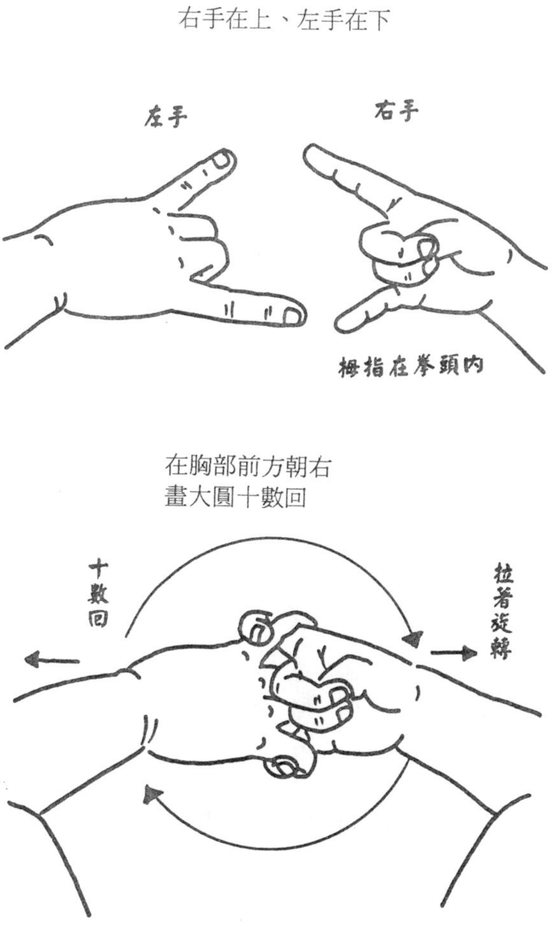

●〈胃腸障礙、生理痛〉發洩壓力的雙重閉鎖法

雙手臂互拉的力量，在胸部前方和地板保持垂直的面上，朝右旋轉畫出大圓，做十幾回。

藉由此運動的指頭刺激，大腸經、小腸經、心臟經會受到刺激，使胃腸症狀或生理痛得以緩和。而手臂做大幅度旋轉時，可伸展背骨側邊、肩胛骨及肩周圍肌肉，心情處於舒坦的狀態下而有助於消除壓力。

時間充裕者，可試著改變左手和右手的上下位置，以及朝左邊旋轉大圓的方法。這個運動最重要的是透過異於平日對手指、手臂的刺激，使平常鮮少活動的部份得以活性化。

●改善胃腸、便秘消除法——指回旋和食指的舒伸體操

手指和內臟有密切關係。在東洋醫學上，古來從實際經驗中已得知「對指的特定領域的刺激，會對內臟造成影響」的事實，並說明爲「指頭上聚集著六條稱爲經脈的熱流」。以現代的觀點而言，這乃是透過腦幹或脊髓的反射所引起的現象，或是和腦中樞所分泌的一種稱爲「貝布泰特」的分子量極小的物質有關。

經脈的說明上，關係著食指的「大腸經」、小指的「小腸經」、無名指的「三焦經」的經脈，因而可活用其間的關係，讓指頭的刺激對胃腸帶來好的影響。

具體而言，只要實行在前述引言法中所介紹的基本指回旋法，即能使胃腸狀況轉好，典型的例子是，可立即緩和胃部疼痛，患有便秘者，甚至有人立即體驗腸開始蠕動的經驗。

不僅是病人，就連健康者也能親身體驗「做指回旋體操，腹部不自覺地感到暖和，心情覺得愉快」。

尤其是胃腸不順的讀者，建議您使用以下的方法。

(1)胃或腸疼痛者，儘量旋轉食指。

(2)便秘者儘量旋轉無名指和小指。

即使上述的體操無法達到速效性，只要將全部的指頭盡力地旋轉，一、二週後必能自覺效果。

消除胃痛的方法，不僅是手回旋體操，「用另一隻手實際握住食指，雙手畫圓地扭轉回旋」的體操也有效果。我將此體操稱爲「指旋扭拉體操」。具體的方法將在以下做說明。

所謂「旋扭拉」，是指旋轉動作和扭轉動作，及伸展動作（即舒伸動作）組合成的動作。只要力行兩分鐘「旋扭拉」的運動，必能立即體驗身體變得暖和的效果。

指回旋健康法的奧秘是，在於「讓健康者日益健康，不健康者當場可自覺其效果」。凡事都必須親身體驗，各位務必試試看。

●身心鬆弛法——擴大指頭可動範圍的旋扭拉

筆者爲中高年層的患者治療時，雖然不至於有醫學方面的異常，但卻有多數者的手指呈相當堅硬的狀態。相信讀者中也有這樣的人吧。譬如，從側邊看手背和中指，如果中指不能伸展到手背線條延長而出的筆直線條，表示關節已變硬。指關節無法筆直伸展者也是一樣。這樣的人，不僅是手指，全身關節已呈硬化。

這種人如果可能有風濕等特定的疾患，應該找專門醫師接受治療，否則，應盡可能舒緩指頭，擴大指頭的可動範圍，這一點在健康的維護上非常重要。

因此，在這裡將爲各位介紹，筆者自創的「指旋扭拉」的方法。

我們以左手食指爲例說明。

首先用右手手掌全體握住左手食指。左手其他的手指則做成拳狀。然後用右手拇指和食指，按壓左手食指的指根，並用右手其餘三指，確實握住左手食指前端的兩個關節。這個動作可以用力拉拔左手的食指。在這個拉力下，左手和右手彼此搖擺。在搖擺的動作中，慢慢將手的位置指向上方，直到伸展手臂後再回復原狀。

在這一連串的動作中，食指的關節和肌肉會鬆弛，與其相關的內臟也能獲得適度刺激。數天前，參加筆者演講會的某中年女性，就常苦訴腹部鼓脹難耐，當場教導其實行此法，結果立即感到舒坦。

有胃痛者，也能運用此法體驗到速效性。胃部有疾患者，可利用食指給予刺激。

將上述的訓練法運用在各個指頭上時，會帶來全身鬆弛的效果。因此，睡前「輕輕地」

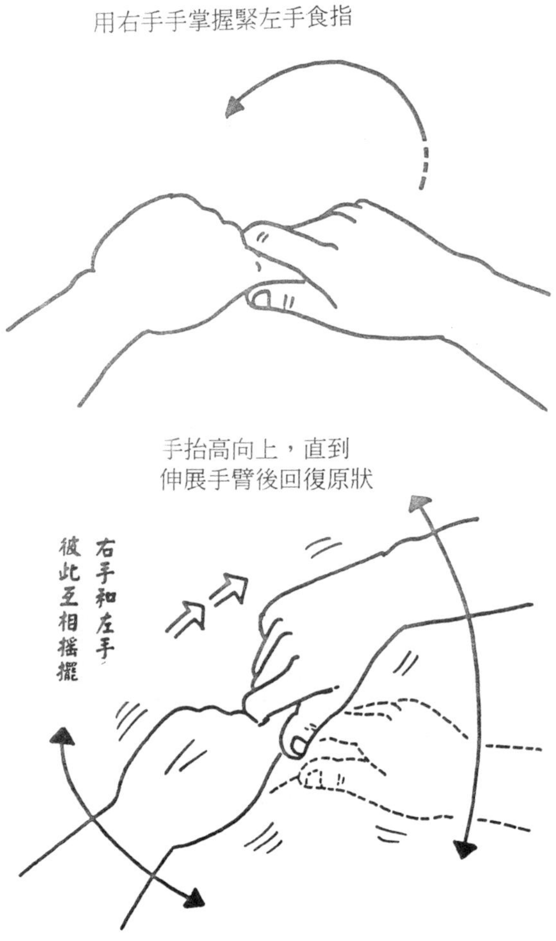
用右手手掌握緊左手食指
手抬高向上，直到
伸展手臂後回復原狀
右手和左手
彼此互相搖擺

●〈身心鬆弛〉指的旋扭拉

實行也是有效的對抗失眠之策。

因爲，「指的旋扭拉」之所以能對內臟不適帶來效果，乃是因這些動作具有刺激自律神經的機能。結果自然能連帶地使精神獲得紓解。

●臉及足的緊張消除法——手腕刺激和擴大指間

各位如果仔細觀察在公車或電車上的乘客，必會發現許多顯得無精打采，甚至緊張而僵硬表情的人。現代的人承受著太多各式各樣的壓力，也許是這些壓力的結果，自然地造成表情僵硬吧。

您的表情又是如何呢？不妨隨時觀察自己。臉孔表情常見僵硬者，一定是心情沉重而身體也變得僵硬。在這樣的狀態下，構想理念常見萎縮，生產性也減弱，心緒萎靡不振。處於如此緊張狀態下，即使用言詞再三鼓勵，也難以紓解。

因此，利用筆者自創的SRS健康法，精巧地刺激身體的一部份，藉以紓解身體的緊張。在此所介紹的只是其中方法之一，技巧相當簡單，只是擴張手指的指間。

具體的方法如下所示。其本質，事實上包含於指回旋第一體操中。

首先，若要擴張左手的指尖，則將右手手腕夾在目標的二指的指間中，用力施壓並做旋轉。手腕直徑較小及較大的部份，用較小部份直接刺激指尖，具有促進其擴張的效果，用直

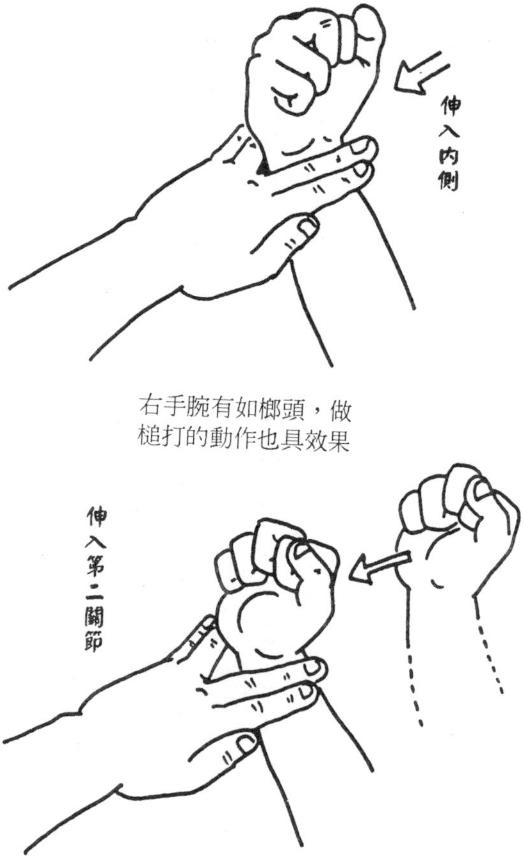
伸入內側
右手腕有如榔頭，做
槌打的動作也具效果
伸入第二關節

●〈臉或足的緊張〉手腕刺激和指尖擴張

徑較大的部份擴張手指前端，如此也具有擴張指尖的效果。習慣這個操作後，讓右手手腕有如榔頭一般，朝指尖槌擊也具有效果。

此方法的效果是，藉由指間肌肉的鬆弛，紓解臉部緊張，帶來舒坦而美麗的表情。同時，也能解除腳脛的緊張。而在此運動中，當榔槌敲打的手腕也一併受到刺激，藉著手腕穴道的刺激，身體也會產生回復元氣的效果。覺得緊張或感到消沉時，也可以做爲轉換心情的方法。

數天前，在日本電視台的『晝興隨興電視』的節目中的廣告時間，把此法教給擔任司儀的密諾蒙塔先生，他似乎相當有興趣，原本在該節目並不做此項運動的介紹，結果當場也介紹給所有的視聽者，筆者誠心要各位瞭解，以異於平常的方式，刺激平常不受刺激的部份，對人體會造成意想不到的影響。

●頭痛消除法——拇指的壓拉回旋法

有許多人常有頭痛的煩惱。尤其是頸肩硬化者，問及有無頭痛的經驗時，通常回答硬化加劇時會有頭痛。

以醫學的立場而言，頭痛的原因相當複雜，其中似乎多數和肌肉硬化有關。到我的診所應診的病患中，也有不少肩硬化治療後，改善因高血壓造成的頭痛。因此，在此爲各位介紹兩個不需藥物，而能改善頭痛的方法。

第一是，左手手掌擺在身前，朝腹部對立。這時，讓拇指朝上方豎起。用右手手掌完全握住該拇指。右手握拳呈垂直狀，用力往上拉左手拇指。

保持這個狀態，左手手掌朝地面平伸，以從上注視而下、順時針的方向做大範圍的旋轉。次數約十回。

這時，右手拳頭在旋轉時隨時保持垂直。左手拇指則變成被手背牽引的形式。

以上是用右手握左手的方法，請以左右對稱再做一次。

第二是，左手手掌朝下，用右手握住其拇指。這時，右手拇指用力按住左手拇指指根的隆起部份，右手食指彎曲，用其第二關節按住左手拇指和食指的指間。被按壓的部份，最好是能感到疼痛的程度。左手食指全部伸張。以從上注視而下，順時針的方向，旋轉左手手掌十回左右。這個方法也可以左右相反的方式再試一次。

這些動作全是刺激拇指與食指的周圍肌肉，卻可以輕易地紓解頭痛的症狀。人的拇指在各指之中，具有特別重要的任務。使其處於良好的狀態，可提高頭腦機能並可實現身體的調和。同時，請並用前述肩硬化治療法，及後述頸硬化治療法。不過，頭痛中，有些是因血管系異常或腫瘍而引起，也有棄之不顧而狀況危急的種類，因此，如果持續原因不明的頭痛，最好必須立即找專門醫師診療。

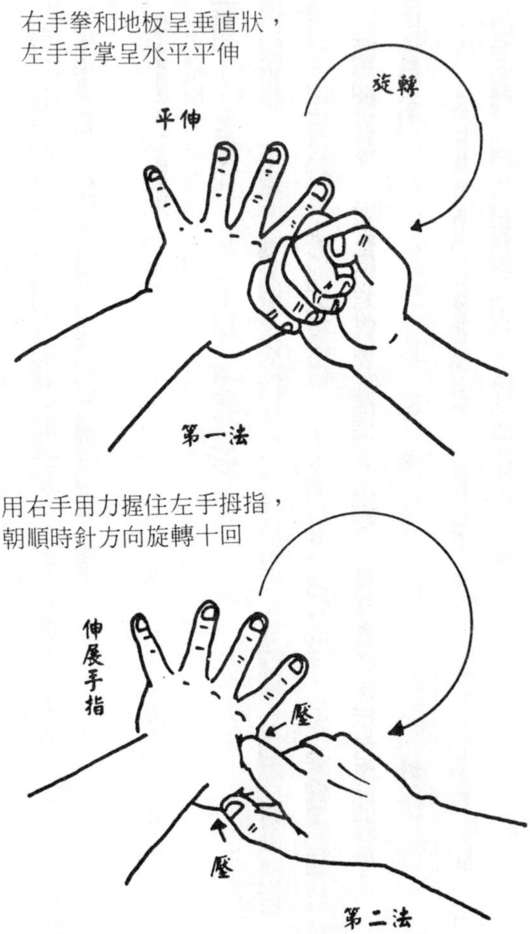
右手拳和地板呈垂直狀，
左手手掌呈水平平伸
旋轉
平伸
第一法
用右手用力握住左手拇指，
朝順時針方向旋轉十回
伸展手指
壓
壓
第二法

●〈頭痛〉拇指的壓拉回旋法

●頭痛、鼻炎、便秘、胃痛消除法——利用指回旋呼吸一併消除

手指隱藏有極大的神通，只要適切地運動指頭，可增強生命力使身體健康，一切不快的症狀也因而紓解。在此，爲各位介紹改善頭痛、鼻炎、胃痛、便秘的方法。

和頭痛、鼻炎等症狀有關的是肺經的經脈（經脈在東洋醫學上是指生命熱能的經路）所貫通的拇指。而與便秘、胃痛相關的大腸經脈通達的是食指。

在此，根據基本的指回旋法，拇指回旋及食指回旋，只要旋轉指頭即能改善與該指相關的症狀，若再併用以下的呼吸法的動作，更能提高指回旋的效果。

雙腳打開與肩幅同寬，手指伸張位於體前鳩尾與肚臍之間的位置，左右指尖交合。手指不要筆直伸張，略呈柔軟曲度的彎曲狀，讓全體形狀呈半球形。這稱爲指球體。位於指球體底部，由小指和拇指形的圓圈，保持與地面呈水平狀的圓面內。

以食指爲例，保持這個狀態下做食指回旋法，一邊吸氣一邊將指球體舉向上方。舉高到正上方後，再接續做食指回旋動作，一邊吐氣一邊描繪半圓形，往右方旋轉而下，回復到最初的指球體狀。

依同樣的方式再做食指回旋，一邊吸氣一邊將手指高到正上方，然後一邊吐氣朝左呈畫半圓狀慢慢回復到最初的指球體位置。如此是一往返的動作。

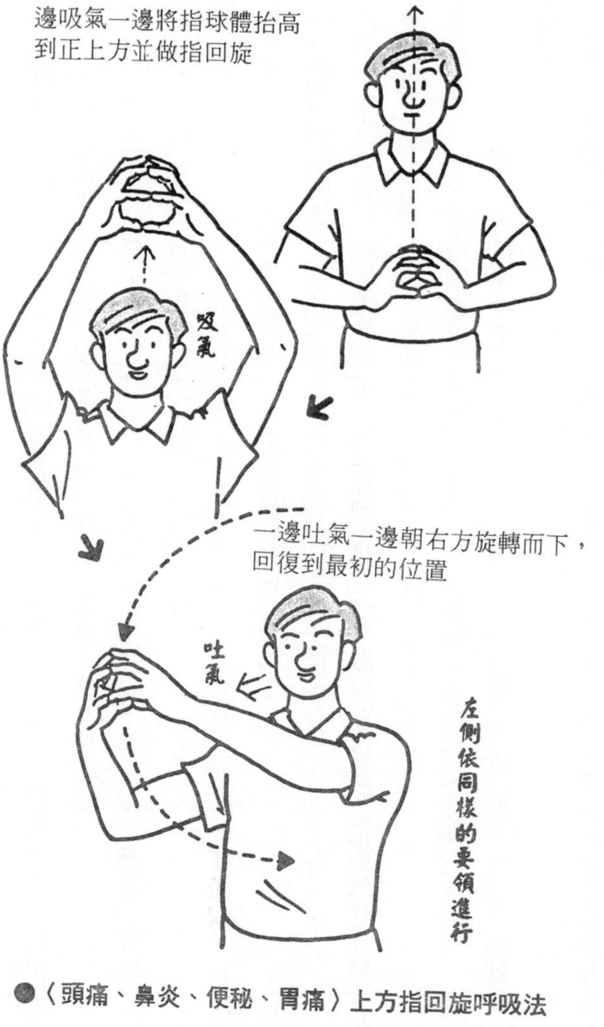
邊吸氣一邊將指球體抬高
到正上方並做指回旋
吸氣
一邊吐氣一邊朝右方旋轉而下，
回復到最初的位置
吐氣
左側依同樣的要領進行

●〈頭痛、鼻炎、便秘、胃痛〉上方指回旋呼吸法

其間食指持續做回旋動作，呼吸再吸氣及吐氣時，各花六秒的時間。

旋轉拇指時，也依同樣的要領。

以上全部往返十回後，頭痛及鼻炎或胃痛的症狀的減輕，體內會湧現活力。

同樣地，持續旋轉食指，可使自律神經安定，也會自然產生活力。這些方法綜合而稱之爲『上方指回旋呼吸法』。

●頸硬化消除法——伸直手臂手腕回旋

長時間持續緊張的工作時，通常會有頸部硬化酸疼的症狀。這時情緒也變得消沉，工作通常無法順遂己意。但是，頸部硬化時，只做搖擺頸部的動作，效果並不彰。

因爲，頸部原本是經常活動的部位，如果搖擺頸部即可消除硬化，根本就不會有硬化的症狀。硬化的根源在深處，而其來攏去脈也相當複雜，因此，最重要的是必須活用因應的方法。本質上的構想是，以手臂爲骨架，進行搖擺頸部的動作。以頭和手臂之間的關係來掌握頸部的位置，遠比把頸部當做頭與身體的連接管道，在治療上較具合理性與廣泛性。而且，再加手回旋的動作。方法如下所述。

(1)、雙手呈左右水平張開，手肘伸直呈一直線，旋轉手腕讓手掌儘可能從朝下方旋轉到朝後方。頸部儘可能配合這個動作，朝後方傾倒。手指確實伸張打開。

(2)、和(1)同樣地，雙手臂朝左右伸直，旋轉手腕，手掌從朝前方向儘可能轉成朝上方向。頸部配合該動作而儘量往下彎曲。手指伸展張開。

(3)、和(1)同樣地，雙手臂朝左右平伸，旋轉手腕，讓手掌在右側朝上在左側朝下。配合這個動作，挺立頸部，儘可能讓臉部朝左方向旋轉。

(4)、和(1)同樣地，雙手臂朝左右平伸，旋轉手腕，讓手掌在右方朝下，左方朝上。配合這個動作，挺立脖子讓臉部儘量朝右方旋轉。

請以站立姿勢，依序實行以上的動作。頸部會覺得舒暢，背脊也挺直。可依狀況做著練習。

這個方法可矯正坐姿及一般的姿勢，因而也可應用於提振萎靡不振的士氣。

這個方法的變化技是，將手臂朝前後平伸，做頸部傾倒的動作。

右手臂向前，左手臂向後，將頸部朝左側傾倒。接著右手臂向後，左手臂向前，頸部朝右傾倒。如果再加上手臂的回旋動作，還有更有趣的變化。

●頸硬化消除法二——兩指交握以手爲枕的方法

肩硬化可說是一般上班族常見的毛病。但是，比肩硬化更常見的應是頸硬化吧。有些人疲倦時會擺動頸部以求紓解，如果做這樣的動作能得以紓解酸疼倒還好，最常見的是毫無自

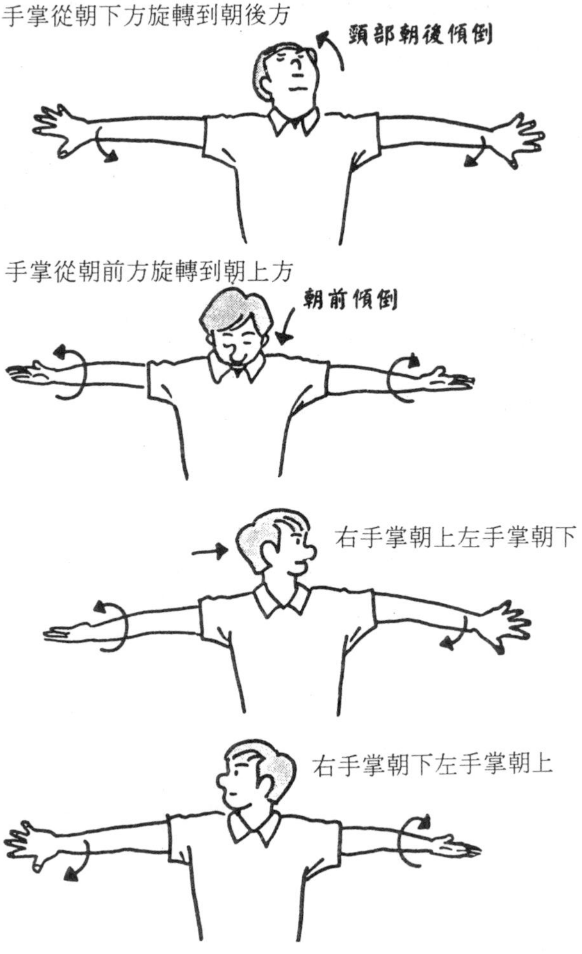
手掌從朝下方旋轉到朝後方
頸部朝後傾倒
手掌從朝前方旋轉到朝上方
朝前傾倒
右手掌朝上左手掌朝下
右手掌朝下左手掌朝上

●〈頸硬化一〉伸直手臂手腕回旋

覺而棄之不顧，等到發覺時肩膀已硬化到幾乎無法動彈的程度。

前一陣子，有機會在職業公會團體所主辦的演講會中，以『身心健康法』爲題做一番演講，在約六十名的參加者中，只有四人用自己的手指按壓頸部，而沒有酸疼之感。

而且，我實際檢查其中二人時，一人並沒有稱得上硬化的症狀，但另一人，當我按壓其頸部時，卻有一處令其痛得跳腳的部位。可見，有些頸硬化痛並無自覺。

各位讀者如何呢？不妨用自己的拇指或食指，持續按壓頸部後方髮際部份。如果按壓而有疼痛感，該處即有硬塊。健康的人按壓並不會有疼痛感。不過，如前所述，不痛的人只有百分之五左右。

對於頸部硬化，以往的對策是在硬化的部位做指壓。但是，實際上並沒有太大的效果。各位不妨試行一下爲各位介紹的「手枕的方法」。

採仰躺的臥姿，雙手呈彼此交握的形式，手掌置於頭後方，將雙手的拇指的指腹部份貼靠在感到硬化的部位。

如此張開雙手肘，躺臥數分鐘。

其間應不需像指壓一般，持續做強力的按壓，但在硬化的部位，以可以意識到的程度做按壓。其間可看電視或思考其他的事。

過了一會兒再做確認時，必會發現硬化在無形間已紓緩了許多。「手枕的方法」乃是不

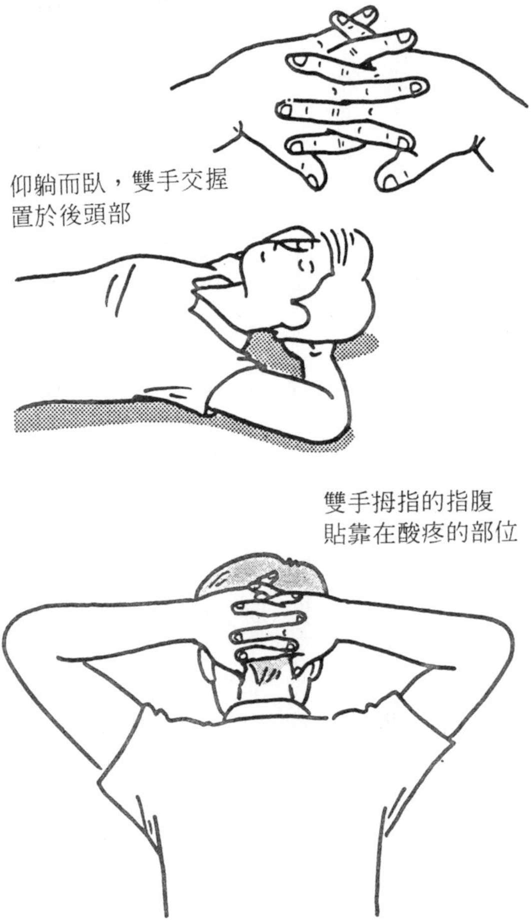
仰躺而臥，雙手交握
置於後頭部
雙手拇指的指腹
貼靠在酸疼的部位

●〈頸硬化二〉雙手交握呈手枕的方法

需特別努力而能改善頸部硬化的方法，當然，也可實際致力於鬆弛頸硬化的努力。自己的身體當然最好還是可以由自己解除硬化。

●目眩、生理痛消除法——旋轉無名指、小指呈水平面移動

臉面紅脹、目眩、生理痛、更年期障礙等，世間有無數爲此類症狀煩惱不已者，但這些都是難以治療的症狀。碰到這種情況，建議大家力行的是指回旋體操。

若能配合呼吸法及指回旋，症狀會神奇的大幅減輕。

無名指上有三焦經的經脈，和臉面紅脹或目眩等症狀相關。小指上有心經和小腸經的經脈，這和更年期障礙或生理痛等症狀有關。因此，如果做無名指及小指回旋可使症狀獲得改善，但使其效果如虎添翼的是，配合呼吸法的「前方指回旋呼吸法」。使呼吸法和身體的動作產生共鳴時，對自律神經會造成作用。透過這個作用可使症狀獲得改善。

首先，雙腳張開站立，手指伸張擺在腹部之前，左右指尖交合。手指不必筆直伸展，略帶曲線狀地彎曲，使全體呈渾圓的半球體狀。這個形狀稱爲指球體。在此所介紹的方法是，讓位於指球體底部的小指和拇指形成的圓圈，朝向自己身體的方向。

先做無名指回旋動作，一邊吸氣一邊移動指球體朝向前方（與地板平行）。往前移到可到達的前方後，再持續做無名指回旋，接著一邊吐氣，朝右邊水平地畫半圓形，然後使指球

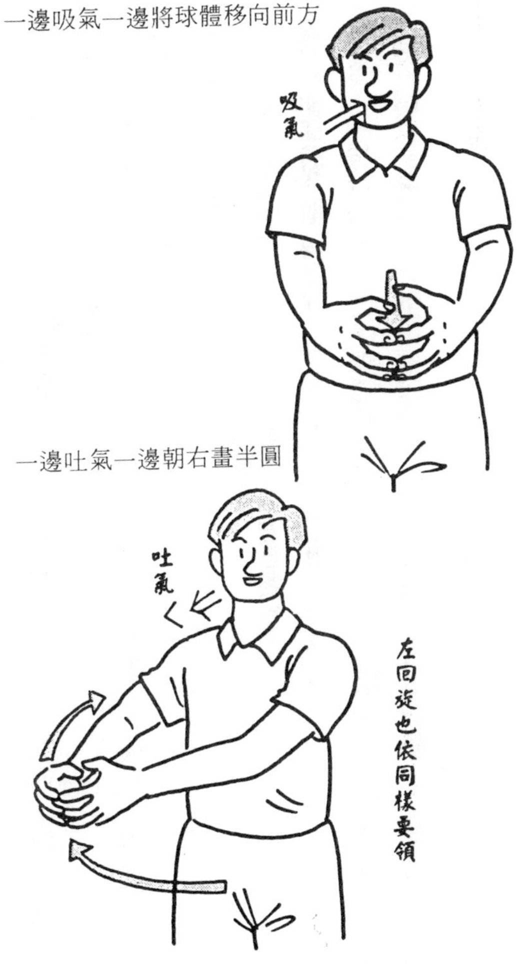
一邊吸氣一邊將球體移向前方
吸氣
一邊吐氣一邊朝右畫半圓
吐氣
左回旋也依同樣要領

●〈目眩、生理痛〉前方指回旋呼吸法

體回復最初位於身體前方的位置。

同樣地，做無名指回旋，一邊吸氣一邊朝前方移動，再一邊吐氣朝左側呈水平畫半圓狀回復到最初的位置，在這過程中絕對不可使指球體變形，無名指的回旋動作持續。

以上是一套動作。移動手的速度約六秒鐘將球體移向前方，再六秒鐘使球體回到原來位置。因此，右回旋和左回旋做一套練習時必須花二十四秒。如此全部做十套動作。

旋轉小指時也是依同樣的要領。

事實上多數人較難以旋轉無名指，但在盡可能的範圍下練習。每日持續練習時，無名指的動作會變得靈活，慢慢可隨心所欲地旋轉。

●心悸、喘息消除法——中指斜向旋轉和專門治療

人到了中高年之後，常見心悸或喘息。這類症狀並非只源於心臟病，有些原因是呼吸器的疾患或自律神經失調、貧血等。

因此，先決條件是接受專門醫師的診斷與治療，確實掌握原因後再做適切的治療。同時，如果一併進行以下所介紹的中指回旋的方法，將有助於症狀改善。

中指上有一條心包經的經脈，和心悸或喘息等症狀關係密切，因而中指回旋可改善症狀。使此效果更發揮效力的是，呼吸法和中指回旋併用的「斜方指回旋呼吸法」。

作法是雙腳打開與肩幅同寬，手指伸張擺在腹部前方，左右指尖交合。手指呈圓弧狀的彎曲，讓整個交握的形狀呈渾圓的半球體。這個形狀稱為指球體，讓位於其底部由小指和拇指形成的圓圈，對準身體朝四十五度的上方。這一點是和前項方法稍微出入的地方。

保持這個狀態做中指回旋，一邊吸氣一邊讓指球體在四十五度的角度下，慢慢朝斜前方提高。

同樣地，做中指回旋，一邊吸氣一邊將指球體朝四十五度斜前方提高，再一邊吐氣朝斜下方描繪左向半圓再回復最初的位置。

以上是一套動作。期間持續回旋中指，避免指球體變形。

大約的時間是六秒鐘，一邊吸氣一邊抬高指球體，同樣地花六秒鐘，一邊吐氣一邊使指球體回復原來位置。因此，一套動作約二十四秒。一般的次數是，全部做十套。

在持續做前項的方法時，減低次數也無妨。

如果每天能持續做這個方法，身體會變得健康，不快的心悸或喘息等症狀也消失無蹤。當然，健康者做此運動將有助於增進健康。

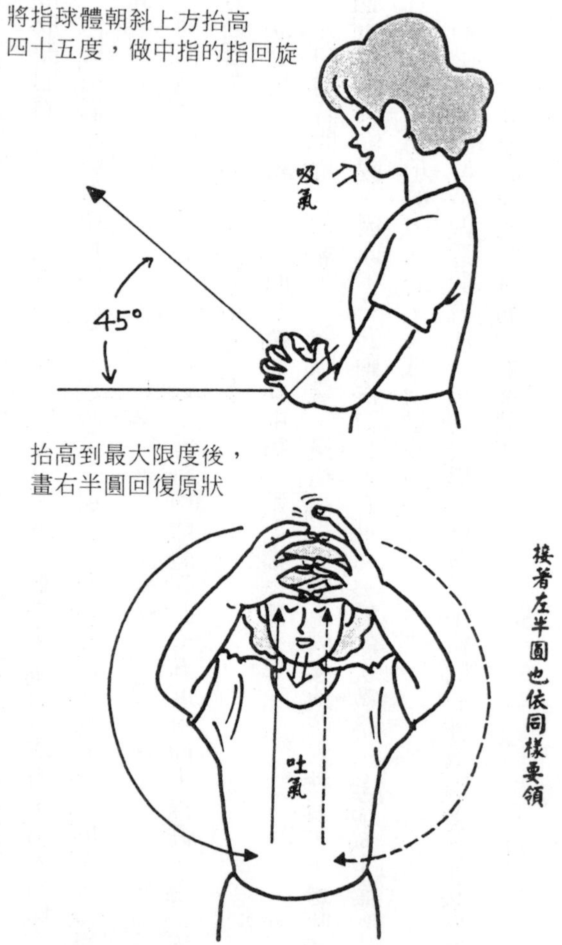
將指球體朝斜上方抬高
四十五度，做中指的指回旋
吸氣
45°
抬高到最大限度後，
畫右半圓回復原狀
接著左半圓也依同樣要領
吐氣

●〈心悸、喘息〉中指的斜方指回旋呼吸法

●咳嗽、哮喘消除法——紓解氣管不適的手腕、手臂回旋

感冒而無法止咳或支氣管附近感覺有噪音時，甚至可能有急性哮喘發作時，可能會碰到手邊沒有適當的藥物而不知所措。在這樣的情況下，可利用最簡便的方法紓解該症狀。

在東方醫學上，已發現可紓緩咳嗽或哮喘的穴道。多數是利用針或灸以達到效果，但SRS健康法中，有自創的方法而不需使用該些道具。在此，爲各位介紹其中較簡單的方法。

作法是手臂全體朝右前方回轉，同時手腕反轉，讓手掌朝右上斜外方推出。

將右手的動作再做仔細的說明。首先在身體略偏左前方，手掌朝上並往前方移動，同時在偏向自己的身側，橫越肚臍之前描繪半圓狀。

其次，自然而連續地延長該動作，讓拇指從身前轉向下方，手腕返回外側右前方的同時，手掌朝向右外側。接著伸展手肘，將手推出的同時，請將手掌用力伸向右上斜外側。決定所伸出的形式後，再自然回復最初的位置。

做這個手勢時，手指必須始終確實地伸展，在最後階段整體手指必須用力地擴張。反覆上述動作十回以上。如果追溯整體手的動作的流程，可以像是在地面上描繪水平圓狀軌跡的印象來進行。

左手做練習時，左右交換位置。左右同時做動作也許較容易練習。

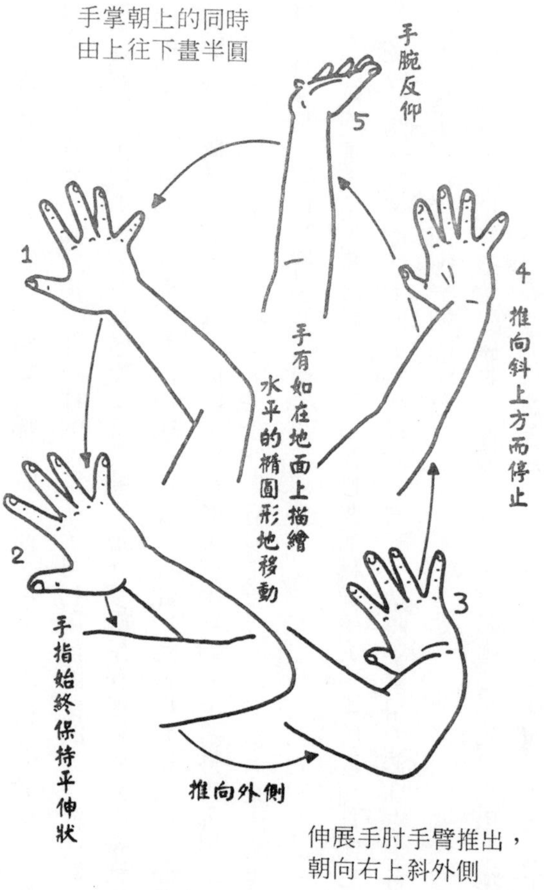

●〈咳嗽、哮喘〉手腕、手臂回旋體操

以西洋醫學的立場而言，當副交感神經活性化時，較容易咳嗽。而前述的方法是使交感神經活性化，使其間取得平衡，具有抑止容易咳嗽狀態的功能。以東洋醫學的立場而言，是刺激與呼吸器相關，和拇指相連的肺經的經脈。

若能適切地做這個方法，在練習當中症狀即可緩和。

在筆者親手指導的例子中，某年輕醫師正值研究當中突然哮喘發作，但立即指導其做上述手及手臂的運動後，當場即抑止了發作。他從前即利用大黑鼠（實驗鼠的一種）做實驗，不知何時大黑鼠變成誘因而引起哮喘發作。

●運動等肌肉障礙消除法——指刺激和手臂回旋的組合

我們的身體有相當細緻的機能，唯有均衡地運用才能維持健全，一旦使用偏頗，不久健康即受到損害。失去平衡的部位很容易遭受障礙，或因某種因緣巧合發生故障時，很容易持續不良的狀態。

舉例而言，職業上常酷使身體某特定部位的人，很容易損傷該部位或與其運動相關的肌肉。

以最貼近的例子而言，X光技師常有用食指和拇指推壓裝有底片的卡帶的動作，因而有時會損害到與拇指動作相關的前臂外側（橈骨側）的肌肉群。障礙加劇時，不僅前臂會有疼痛感，甚至會波及上臂，使得指尖酸麻。

衆所周知的，喜愛運動者或選手，常因所參與的運動項目而有特定部位的肌肉疼痛。所謂網球手肘或棒球肩就是其典型。

當身體某部位的肌肉基於這樣的理由而產生障礙時，肌肉會產生所謂斯巴斯姆的一種痙攣狀態，而這種狀態往往延宕數月或數年。碰到這種情形應明確地掌握引起斯巴斯姆痙攣狀態的肌肉，並立即給予鬆弛緊張的刺激，必能迅速消除斯巴斯姆的痙攣。

指回旋體操將這樣的刺激動作稱爲「說服作業」。

數天前，某中年男性前來苦訴，十幾歲時因棒球傷到肩膀，此後無法再打棒球。經過診察，發現在其肩周圍的肌肉，有一小部份極深的領域持續著斯巴斯姆的狀態。

處於這樣的狀態下而朝某特定方向移動肩膀時，會出現「阻塞不動」的情形。而這個阻塞不動的消除法是，「一邊刺激手指，並朝準確的方向回轉手臂，具體刺激並說服造成斯巴斯姆狀態的特定的肌肉」。在此所陳述的三種說服作業，是因循日本相撲技藝的名稱，稱爲「三所攻」。

可以自己實行而解決肩酸問題的是，進行前述的「天人地的旋扭拉體操」。而另一著作『指回旋健康體操——實證篇』中所介紹的「手臂8字回旋」也具效果。不僅是肩膀的障礙，「指旋扭拉體操」（前述）對所有競技運動障礙都能帶來功效。如果組合各種方式施行，效果更高。

上述的患者，也當場利用紓解肌肉斯巴斯姆痙攣的說服作業而達到成功，數年來的肩膀酸疼已痊癒。他覺得自己若能更早接觸指回旋體操，也許就沒有那段痛苦而白費的期間。

有位肩膀受到傷害的職棒選手，曾在某運動雜誌上陳述：「醫師再仔細地撫摸肩膀，結果只有當事者明白疼痛的部位」。這也許是眞實的狀況，不過，若是感覺敏銳的醫師，應能確實發現疼痛的肌肉，並能當場改善其症狀與疼痛。

打網球時，通常會傷害到手肘內側周圍肌肉。不僅是網球，對手肘瞬間造成重大壓力的競技運動中，都有可能造成手肘內側、外側的障礙。這時，自己若能仔細摸索疼痛的部位，按壓並刺激該部位，並做肩與手臂連動的運動，即可迅速地消除障礙。

具體的運動方法是，前項的「咳嗽、哮喘消除法」中介紹的旋轉手臂並伸向前方的方法，此法最具效果。

競技運動造成的障礙，可能在發生之後有治癒的可能，但平日的預防更爲重要。日常生活中若能顧慮這一點，隨時維持均衡的活動狀態，就可迴避多餘的損傷。

有些人同一個部位經常受到傷害，這種人通常是其情報處理中樞的均衡早已失調。平常並無自覺，但遇到突如其來造成重大刺激的事件時，脆弱的部份會最先露出破綻，結果引起障礙。譬如，左腳容易受傷，身體同一個側面或鄰近的部份常反覆數次受到傷害的人，必須有自覺的警醒與反省。多數人以為是偶然的事件，其實應該是主掌每個人身體活動、肌肉緊張的情報處理中，有特定的偏頗才造成障礙。

指回旋體操有助於回復情報處理的失調，所以，平時應充分地練習基本的指回旋。如此才能預防在緊要關頭時，因情報處理偏頗造成的障礙。

●小腿抽筋、疲勞、不快感消除法——基本指回旋即能奏效

筆者自創的指回旋體操，有各種有趣的效果。舉例而言，雙手指尖交合成對，只旋轉各個手指，連偏離手部的腳部肌肉也會變得柔軟，這乃是以往鮮為人知的事實。

在此，介紹一個與此相關的事實，那就是利用指回旋，可以對小腿肌肉疼痛產生紓解作用的方法。

其實，筆者發現這個事實，乃是一種因緣巧合。某天晚上，帶著一身工作的疲憊感，躺臥在沙發上休息時，不知不覺地睡著了。深夜醒來，左腳小腿突然抽筋，疼得我受不了。我曾經因車禍傷了左腿，這乃是過度疲勞，左腳又受寒才造成小腿抽筋。因此，我立即用手刺激左小腿腿脛的穴道，但並無效果。

接著再刺激腳底及腳趾頭。雖然疼痛減緩若干，仍然無法消除抽筋的狀態。

這時，我突然想起不妨試著做基本的指回旋體操。於是從手的拇指到食指、中指、無名

指、依序旋轉各個指頭，結果小腿肌肉原本繃緊又疼痛的狀態，竟然慢慢地消逝了。那種感覺彷彿是在灼熱的太陽下，冰、雪漸漸溶解的情況。數秒鐘後，立即又陷入快眠的狀態。

此後，我都建議前來門診的患者，若有人常小腿抽筋，即做指回旋體操。

罹患慢性肝炎或有肝硬化患者，很容易有小腿脛抽筋的情形發生。這類患者也常說：

「指回旋體操在緊要關頭常能奏效。」

「常做指回旋體操，不再有小腿抽筋的情況。」

健康人也能利用這樣的事實。因爲，覺得小腿脛疲勞或有僵硬不快感的人，只要做指回旋體操，腳部即能變得輕盈。小腿脛是具有非常特殊性質的肌肉，若能瞭解其緊張的程度，即能明白個人身體情報處理的體系。紓解小腿肌肉的緊張，有助於消除身心的壓力。

●膝痛消除法1——消除膝蓋疼痛換來一身輕鬆

膝蓋疼痛時，通常會找整型外科醫師診療，但是，如果做X光片檢查仍找不到骨骼異常，有時會落得不被理睬的情況。這時只能自己尋找對策。腰痛有時是因構成膝蓋關節內部的疼痛，但通常是構成關節的骨骼周圍的肌肉或腱產生疼痛。

膝蓋不僅支撐上半身，在步行時也有相當激烈的運用，因此，上半身運動的不當，會使膝周圍特定的肌肉或腱造成強大的負擔。因此，膝蓋感到疼痛時，最重要的是自己去觸摸膝蓋，確實地掌握那個部份的肌肉產生疼痛。通常是膝蓋內側產生疼痛，所以，最好用手的拇指在該處附近仔細地按壓。最重要的仍是能自己找出特別疼痛的範圍。不過，如果一開始即胡亂按壓，事後可能會疼痛加劇，因此，開始做按壓時應帶著誠惶誠恐的態度，慢慢推移，翌日確認若沒有疼痛加劇的情況，再仔細周延地按壓。膝蓋後側或外側肌肉感到疼痛時，也是找出疼痛部位再依同樣的要領自我治療。

●膝痛消除法２——刺激與疼痛部位相反側的手指

再從指回旋體操的角度，爲各位陳述利用手指可減輕膝蓋疼痛的方法。

當右膝疼痛時，刺激左手手指，可使膝蓋疼痛緩和。

左膝疼痛時，則刺激右手指頭也能緩和症狀。

左手的刺激方法是，用右手握住左手的一根手指。確實握緊手指後，一邊給予刺激並交互地做旋轉指頭。

這是在「身心鬆弛」的項目中，爲各位介紹的「指的旋扭拉」體操。這時手指要朝相反的角度，確實地伸展。

同樣地，刺激腳部趾頭也有其意義。用手一根根地反翹腳部趾頭，做旋轉的動作也具效果。當某根指頭疼痛時，徐緩地旋轉該指頭。當疼痛減輕時，膝蓋的疼痛也一併緩和下來。

有關腳部指回旋，將在後述的「下半身活力增進法」做說明，請參照其內容。

●畏冷症消除法——利用腰部8字回旋增強血流

從腰這一字右側的「要」看來，它是支撐人體極為重要的部位。支撐腰部有多數的肌肉，這些肌肉如果有某處呈疲憊狀，則無法順利地活動。在日常生活中，由於我們只使用特定的肌肉，因而會因某些突發小狀況而傷及腰部。因此，在此為各位介紹，周密地鍛鍊腰周圍肌肉的方法。

此法對改善畏冷症也有效果。畏冷症是女性常見的症狀，由於腳膝蓋以下血流較少，因而常處於腳部冰冷的狀態。多數人在就寢時，若不穿厚襪子則睡不著，別人實際觸摸其腳部，確實從腳腕到腳底都是一股冰冷。

這種狀態者，通常會覺得身體不適，精神也顯得消沉，無法親身體驗最大限度的生活喜悅。

在此所介紹的運動是，讓腰部做橫邊8字形回轉的運動。

首先，雙腳打開約肩幅的一・五倍寬。腳跟略開，從上方看雙腳，恰呈8字形（無法做此姿勢者可採平行狀）。

第一個動作是，右腳腳跟確實著地，骨盤左前部份朝左前方推出。隨著這時的動作進行，左膝略彎，重心置於左腳，將全體意識集中在右腳內側的部份，同時在動作的最後的部份，確實伸展右腳小腿脛及右膝、右腿的內側肌肉。

第二動作是，彎曲左膝，讓腰部從左前位置朝外側大幅旋轉，然後移動到左後方。最後的部份要活用臀部肌肉。

第三動作是，和第一動作呈對稱，左腳腳跟確實著地，意識到骨盤的右前部份從左後方推向右前方。這時，略彎右膝，重心置於右腳，意識左腳內側全體肌肉，並在動作的最後部份，確實地伸展左小腿脛和左膝及左腿內側肌肉。

第四動作是，和第二動作呈左右對稱，讓腰部從右前位置朝右外側大幅地旋轉，然後移動到右後方。最後部份要活用臀部肌肉。

以自然的形式反覆做上述四個動作，讓腰部描繪水平面的横8字形運動，當腰部朝斜前方推向而出時，也連帶地做腳內側伸展的運動。

連續數分鐘反覆此運動，不僅全身感到暖和，足腰的血流會增強，有助於克服畏冷症。規律性地做這個運動時，可提高骨盤內機能，當場元氣大增。洗完澡後做此運動更具效果。

這個運動要注意，頸部以上儘量不要移動。以雙手交握在身後的形式練習。

絕不要強行做動作，每一個動作都細心而緩慢地進行。緩慢進行時可連帶配合呼吸法。做這項運動若能有音樂配合，不僅能掌握規律，做起來也有趣。

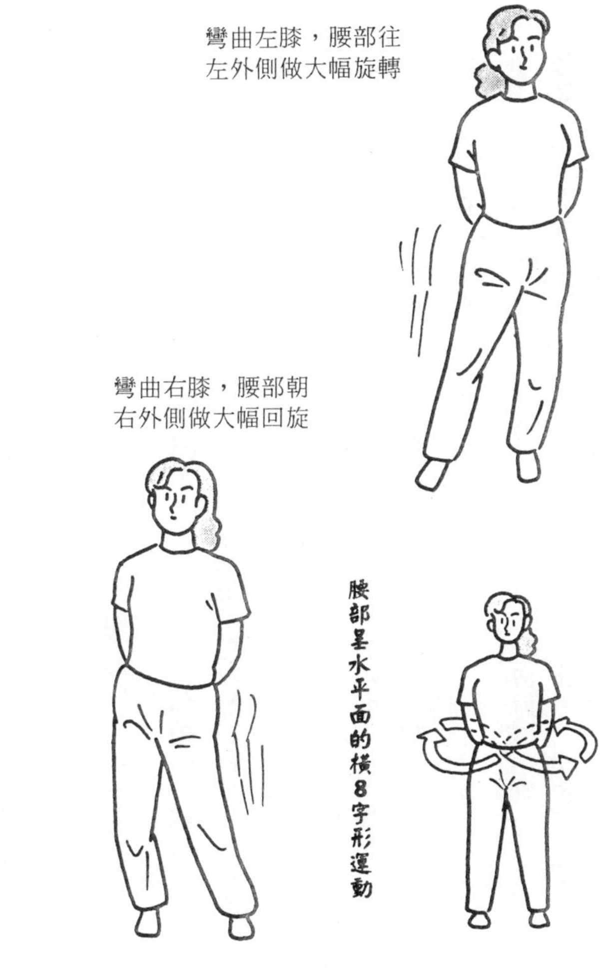
彎曲左膝，腰部往
左外側做大幅旋轉
彎曲右膝，腰部朝
右外側做大幅回旋
腰部呈水平面的橫8字形運動

●〈畏冷症〉利用腰部的8字回旋增強血流

腰是掌握副交感神經的領域，具有維持精力、活力、氣力的功能，因此，請利用腰部8字回旋體操，促進人體最重要部份的活性化，帶來生活的健康。

●改善畏冷症、強化內臟法——用腳跟「踩腳趾」以改善血流

一般人對身體的漠不關心，以腳趾為代表，其實在步行的動作或維持健康上，它佔有相當重要的功能。若能適切的刺激腳趾，必可自覺平常所疏忽的腳趾機能。在此，為各位介紹如何獲得腳趾「利益」的「踩趾方法」。方法如下。

(1)、坐在椅上，左腳略微前伸，用右腳腳跟踏住其拇趾的第一關節（有指甲處）用力按壓。在此狀態下用力按壓使拇趾幾乎無法拔出的程度，而左腳則往身側拉。反覆做這個動作，拇趾即達到舒伸的效果。要領是按壓拇趾及伸展拇指必須同時進行。同樣地，用右腳腳跟按住左腳拇趾關節以外的部份，或輕輕敲打，在各部份給予周詳的刺激。

拇趾做完動作後，改由食趾、中趾、……依同樣的要領按壓各個趾頭，給予舒伸運動的刺激。這時，不僅是趾頭，也用腳跟按壓或搓揉指腹部份，給予適度的刺激。

(2)、左腳做完後，改換右腳練習。以上的動作可以坐姿進行，即使在工作崗位上也能隨地實行。

(3)、習慣坐姿的動作後，接著以立姿做同樣的動作。站立的姿勢必須保持在腳跟著力，

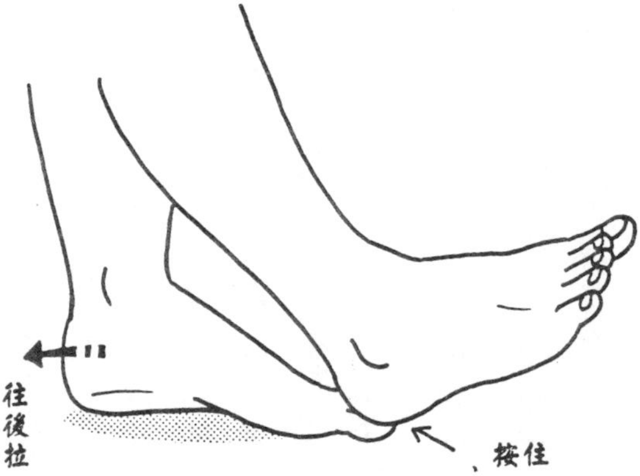
用右腳腳跟按壓左腳拇趾
往後拉
按住

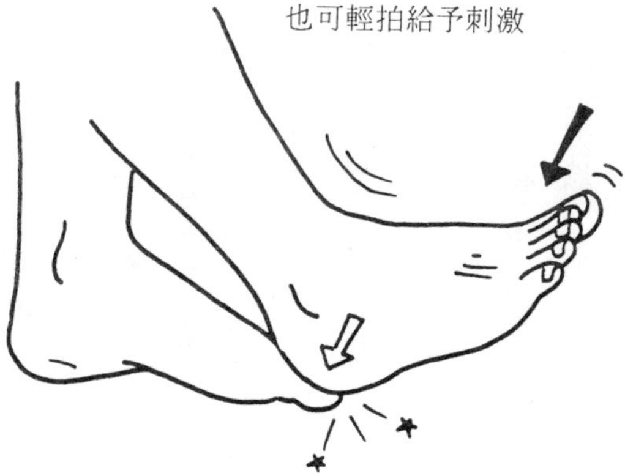
也可輕拍給予刺激

●〈畏冷症、內臟強化〉踩腳趾

以及爲了保持站立姿勢，必須上半身及腰部維持平衡，因此，是把範圍再擴大而給予活性化的運動。

利用在此介紹的腳趾刺激法，刺激腳部趾頭，可使腳部血行順暢，具有改善畏冷症的效果。胃腸不順者，也許能體驗到胃腸也受到影響的實感。特定的趾頭疼痛者，乃是與該趾相關的內臟有所不適的人。不要勉強行之，誠心誠意每天持續做踩趾運動，直到疼痛消失。

所謂「坐姿拍腳趾」的方法也有效。這是坐在地面，用腳跟拍打腳部趾頭。也試著拍打腳背。施行後必會體驗心曠神怡的效果。

如果被迫採取長坐的姿勢或會議進行延宕許久，感覺疲勞時，可在避人耳目的辦公桌底下施行，一定有意想不到的效果。它也能改變心情，增進腳部血流順暢。

●腳部鬆軟消除法——繞時鐘式腳回旋呼吸法

現代人的生活中，採坐姿的時間相當多，幾乎不太使用雙腳，因而有不少人覺得，血液似乎鬱積在下半身，而有腳部鬆軟無力之感。如果持續這樣的姿勢，即常有小腿脛變硬、酸疼的感覺。

在此爲有這些煩惱的人，介紹旋轉腳部以消除無力感的，筆者自創的ＳＲＳ能力開發法。這是配合腳部旋轉進行呼吸，因此稱爲「腳回旋共鳴呼吸法」。除了無力感外，對畏冷症或失眠症也具有效果。

方法及程序如下。

⑴、雙腳併攏站立，腳部回旋時想像其間有一個時鐘的文字盤。把前方當做十二時、右邊是三時、後面是六時、左邊是九時。

⑵、首先用左腳站立，右腳腳底離地三公分，保持如此距離並徐緩地吸氣，腳步朝前方十二時的方向伸出。接著，徐緩地吐氣並讓腳朝一時、二時、三時……六時的位置，呈描繪大半圓狀地移動。

⑶、然後再吐氣，同時從六時到中心的位置，讓右腳回轉而下。以上結束整體動作的一半。在上述整個動作中，膝蓋絕不要彎曲。

⑷、其次做左右對稱的動作。換言之，用右腳站立，左腳離地三公分，往十二時的方向伸出，並朝十一時、十時、……向左側大幅地畫圓旋轉到六時，然後回復到最初的位置。以上是一次的呼吸，請反覆十次以上。

經過所有的動作後，請讓腳底與地面保持三公分的平行距離。當腳步往前踏出時，腳脛的肌肉伸展，往側邊踏出時，腳外側的肌肉伸展，往後側踏出時，小腿脛的肌肉則伸展。同時，也能鍛鍊膝及大腿肌肉、腰部肌肉。

只要持續一星期如此的訓練，必可自覺腳部不再慵懶無力，步伐也變得輕盈。在這個動

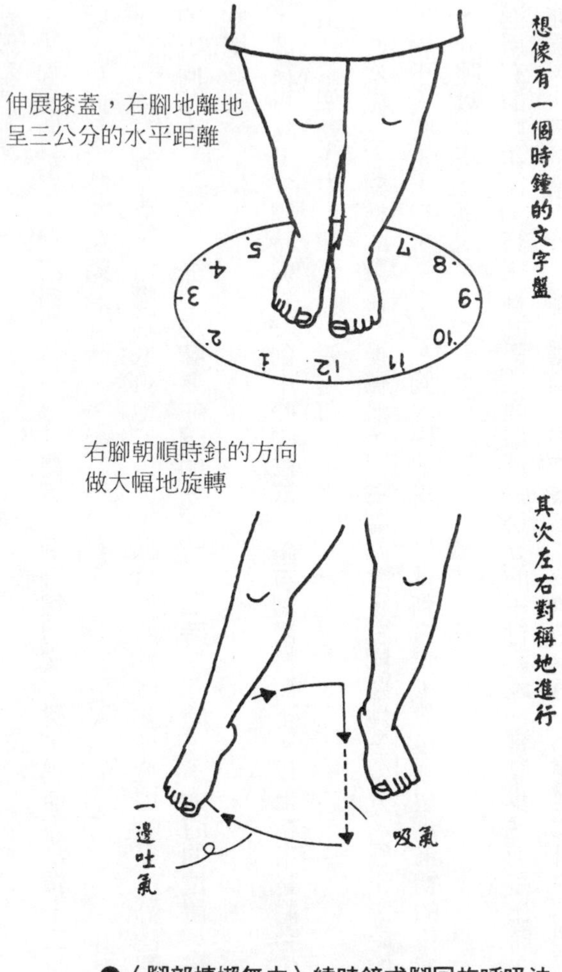
伸展膝蓋，右腳地離地
呈三公分的水平距離
想像有一個時鐘的文字盤
右腳朝順時針的方向
做大幅地旋轉
其次左右對稱地進行
一邊吐氣
吸氣

●〈腳部慵懶無力〉繞時鐘式腳回旋呼吸法

作中，自然有腳腕的運動。同時，伸展膝蓋也非常重要。做此運動覺得身體搖擺不定或沒有倚仗物而無法實行者，通常是平衡感遲鈍或下半身肌力脆弱的人。這也暗示身體已漸入老化，因此，不要慌忙持續做練習，直到能以安定的姿勢做出動作。

●給予腳部活力的方法——利用步行的創意給予左右均等的刺激

現代人過的是「用腦的生活」，因而一般人的足腰都較脆弱。舉例而言，前項運動中是否做起來搖擺不定，乃是揣測足腰強弱的標準。鍛鍊腳部，只漫然地使用腳部並不充分，在使用法上必須有一番創意。若要活用腳部的力量，必須確立促進其活用的生活模式。

建議您，早晨起床時，不妨在床上做腳部回旋、按摩的動作。而在平日的生活場合上，也能儘量地運動腳尖。

在工作中，盡力每三十分鐘注意自己的腳部，讓腳趾做張開往下屈伸或往上伸展運動。

在步行方面，也能想辦法給予各個趾頭均衡的刺激。首先，觀察自己的鞋底，看看鞋子磨損的方式如何。是否斜向左右側？腳跟和腳尖的磨損方式是否平均？再觀察一下腳內側與外側是否有特殊的癖性？

做上述的觀察後，試著改變腳部重心做各種方式的步行。譬如，只用腳外側步行或只要腳內側步行，注意讓趾頭均等的刺激做步行，然後比較各個步行法的感受如何。尤其是，上下樓梯而有扶手時，最好能試著用腳尖步行。

改變步行的方式，整個變化會對全身肌肉的緊張造成影響。步行方式也會對心情帶來影響，或許也能活用在轉換心情上。

這些創意可在工作場所施行。當然，家庭內也能付諸行動。至少在早晨、中午、晚間，均分三次做活用步行法的腳部刺激。

在浴缸裡，盡力地搓洗腳底給予刺激。事實上有人只是因爲盡心地清洗腳部，而長生不老。這可以說是重視與天俱有的天份的心態所賜。

一旦能活用腳的力量後，在思維構想上，會比以往更爲寬廣。結果是增強了人生的「足場」也充分地活現人生體驗。

●全身的歪曲——利用雙腳配置改善歪曲

人全身的體重，是由雙腳支撐，因此，身體的負擔全部落在腳腕上。相對地，根據雙腳如何地配置，對上半身會帶來極大的影響，相反地，全身如何地去承受，也會對腳部產生重大的變化。

最近，我所診療的患者中，約有三分之二以上的人是處於「腳部張開」的狀態。這是俗稱的「螃蟹腿傾向」或「O型腳傾向」的人較多。眞正的螃蟹腿或O型腳，是雙腳併攏站立時，左右膝蓋間必留下空隙，而現實生活中，即使情況不至於此，也有許多常以開腳方式生活的情況。所謂「開腳」是指站立時，雙腳的配置並不平行，由上看起腳尖呈「倒八」字型的狀態。

從鞋底磨損的方式也能判斷。開腳者，鞋子外側經常磨損，而其中有左右腳差異，軸足（置體重的腳部）以外的另一隻腳的外側部份常見磨損。這種人鞋體磨損較爲顯著的一腳的腳腕，常有扭傷的傾向。

如果採開腳姿勢，而膝蓋又有呈O型腳傾向的人，膝蓋是以左右分離的狀態承擔上半身的重量，因而體重會大量地置於足關節的外側。

其間造成的扭曲，容易產生在小腿脛外側下半部。結果，身體疲勞時，該部位會有沉重感。而女性通常在該處有畏冷感，穿高跟鞋的人，腳腕的負擔更大。

當腳部的扭曲加大時，即使是上半身也容易發生腰痛或背部痛、頸酸等症狀。人的身體是由複雜而微妙的反射所串連，當身體某處歪曲不正時，會連帶地影響構成身體的各個分節（組成身體一部份的綜合），不正的部份會帶來其他方面的不正。

對以上的情況心裡有數的人，請注意平時坐臥起居上，雙腳的配置位置。同時，也請練習站立時讓腳的位置呈「八」字型的配置。而步行中，不要只著力於腳的外側，也留意將重心置於內側。結果，一個部位的改善會遍達全身，使得一日活動的快適感也有極大的改善。

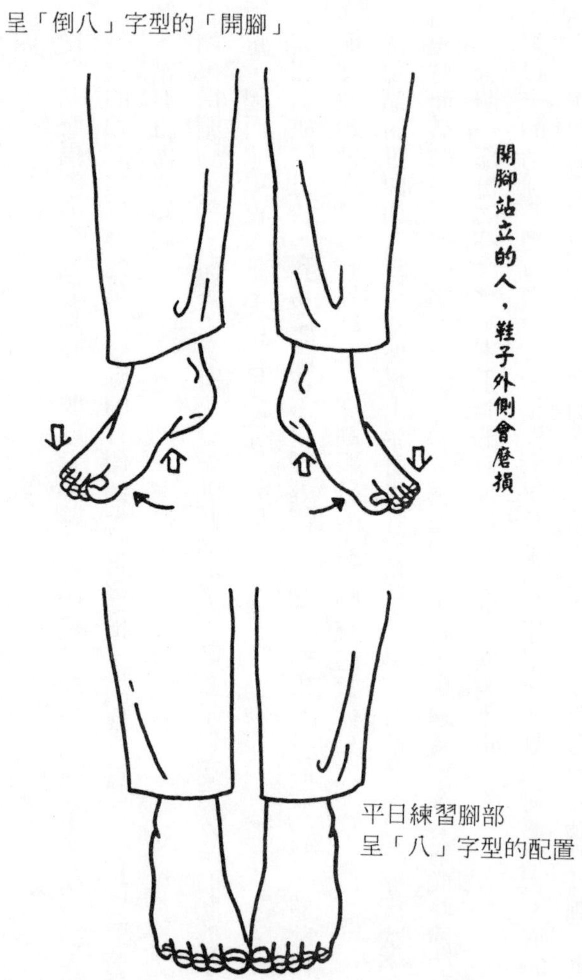
呈「倒八」字型的「開腳」
開腳站立的人，鞋子外側會磨損
平日練習腳部
呈「八」字型的配置

●〈身體全身的歪曲〉利用雙腳配置改善歪曲

●腰及全身疲勞感消除法——消除背部疲勞的萬歲式指回旋

在前述腰痛消除法中已提及，腰痛是多數上班族的共同隱憂。腰痛患者如此之多，乃是因以往並未找到決定性的腰痛治療法。

而所謂的腰，如果是腰部稍上方的背部的疼痛，當事者通常不認爲是腰痛，而事實上則演變成腰痛。同時，多數人對於如此漫然的症狀，也不知治療的場所在那裡。

面對上述的狀態，以西洋醫學做診斷時，如果沒有找出特定的原因，往往無法決定因應的治療法。但SRS健康法中，不論原因爲何，都會開發給予改善的方法群。

在此將爲各位介紹，本書引言中所提及在二十分鐘內，於某電視節目的最後治癒一百名腰痛患者的方法。

首先，雙腳輕微開立。而雙手則有如高喊萬歲的姿勢往上舉高，雙手指間呈渾圓的形狀交合。換言之，在頭頂上擺好指回旋體操的基本形、指球體。

雙手臂和肩膀一起往左邊回轉的同時，左指回旋的動作。從拇指到小指，手指彼此不可碰觸，依序畫圓地旋轉第一關節的部份。

隨著各個指頭的旋轉，背部肌肉會變得柔軟，在自覺變化的同時，確實地伸展腰及背部，體驗出心曠神怡的實感。

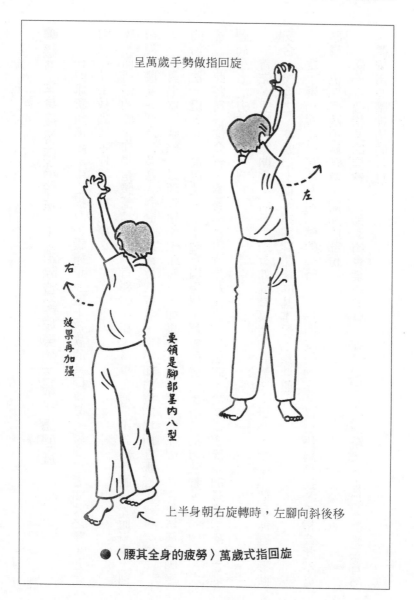

呈萬歲手勢做指回旋
左
右
效果再加强
要領是腳部呈內八型
上半身朝右旋轉時，左腳向斜後移

●〈腰其全身的疲勞〉萬歲式指回旋

左回旋完畢後，接著做右回旋。

千萬不要忘了臉部朝向右側。這個動作可以舒緩頸部周圍的肌肉，也能增大脊柱起立肌舒伸的效果。

若要把這個動作的效果做更大的發揮，當上半身朝左側旋轉之際，右腳稍呈內8型，使其退向斜右後方，將有更大的效果。而當上半身旋轉朝右之際，左腳稍呈內8字，退到斜左後方。

這個方法乃是前述「轉身美人」的腰痛解除法的另一種強力的變化法，由於雙手是朝上舉高呈高喊萬歲的動作，因而稱爲「萬歲式指回旋」。

●使人舒爽睡醒——舒身運動

睡醒時，身體是處於異於一般的狀態。這時若能使身體處於均衡的狀態下，每一天將能保持最佳狀態。以下爲各位介紹其方法。

姿勢是仰躺在地，雙腳伸展。

第一，右腳腳尖確實伸展，旋轉腳腕。這時，用腳拇趾按住腳食趾（辦不到者也無妨），腳背確實伸展，旋轉腳腕，讓腳尖朝向右外側，再從前方轉向左內側、後方（從上面看起是呈左回旋狀）。反覆以上的腳腕回旋動作。

腳背伸展時，重要的是讓小腿脛肌肉緊張，腳尖做深度彎曲，即使是躺臥姿勢也讓腳尖儘量著地。這個動作順利達成時，上半身也許會因反射動作而伸展。這時，只管自由地伸展，讓心情覺得舒暢。

其次，左右交換，左腳也做同樣的動作。

第二方法是，雙手在上方交合，手臂做成大型的環狀，利用右手肘的回轉加大右肩胛骨的旋轉，以便緩和背骨的側邊及肩胛骨周圍肌肉的緊張。左手臂則配合地擺動。然後旋轉左手臂做同樣的動作。

早晨睡眼惺忪時，只要也連帶地伸展身體的其他部份，必可消除前日姿勢上的不正，湧現活力而開始清爽的一天。

綜合以上的動作，再做指回旋體操項目之一的暖身訓練時，一天的開始必更爽快。其方法如下。

(1)、左右雙手手指在外側交互握住（外握）。
(2)、左右雙手手指在內側確實交握。
(3)、雙手外握之後，鬆開手腕，再依序從左手小指側到左手手背岔離後握住右手拇指。
(4)、呈外握姿勢，再依序撤離右手小指到右手手背後，握住左手拇指。反覆以上四種的動作（參照拙著『指回旋體操帶來身心的奇蹟』）。

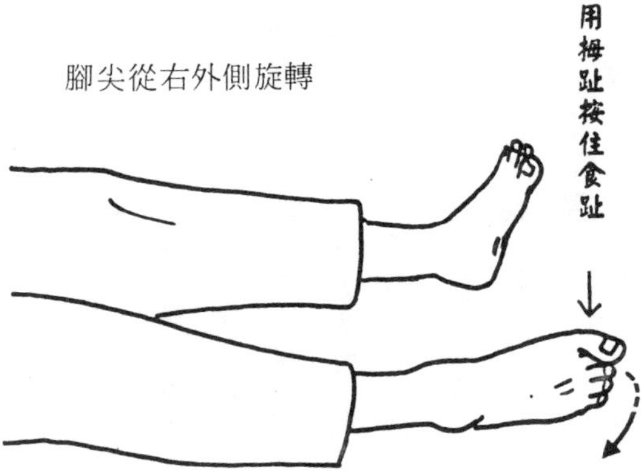

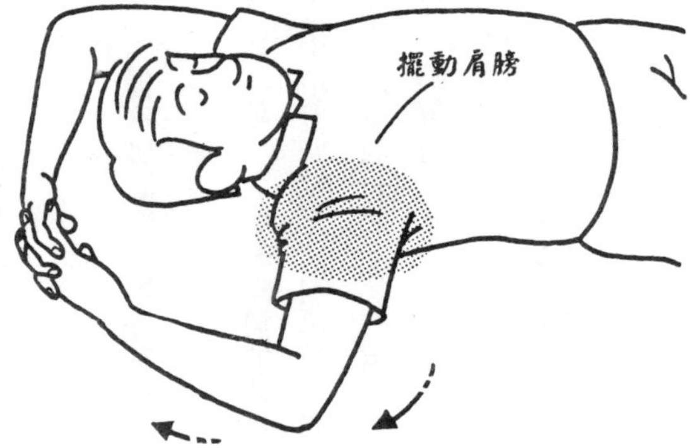
利用右手肘回轉鬆弛肌肉緊張

●〈爽快清醒〉舒伸運動

如此一來，頭腦清新靈活，身心健康愉快渡過一天的準備已齊全。

●睡醒時身體關節疼痛——睡醒及睡前利用腳腕回旋鬆弛肌肉

有些人早上睡醒時，會感到身體各個關節疼痛。

這是睡眠中持續身體緊張者常見的情況。這種人不僅在睡眠中，即使睡醒時如果保持安靜的姿勢，常有肌肉變硬的情況。

筆者個人以爲，也許是運動神經較發達者常見這類現象。而這一點可能成爲探討睡眠中造成僵硬成因的某種暗示。筆者個人認爲，這樣的人平常若能做充分的運動，即可以維持身體柔軟的狀態。相反地，也許他們之所以喜愛運動，乃是基於身體必然的需要吧。換言之，做運動才體驗身體爽快的人，已具備喜愛運動的條件。睡醒時肌肉感到疼痛的人，除了以上的情形外，容易緊張的性質也多少有些關係。睡眠中也許潛在意識尚未完全地鬆弛。

在此爲各位介紹，睡醒時或睡眠前，舒緩足腰緊張的方法。作法是匍匐在地面上，利用以下兩個方法回轉膝下。

第一方法是，俯臥在地，打開雙膝，回轉腳腕。保持腳腕伸展的狀態，從雙腳腳腕到腳尖，反覆朝外側做旋轉的動作。

第二方法是，匍匐在地，雙腳充分地張開，彎曲膝蓋立起腳。在此狀態下以膝蓋爲支點

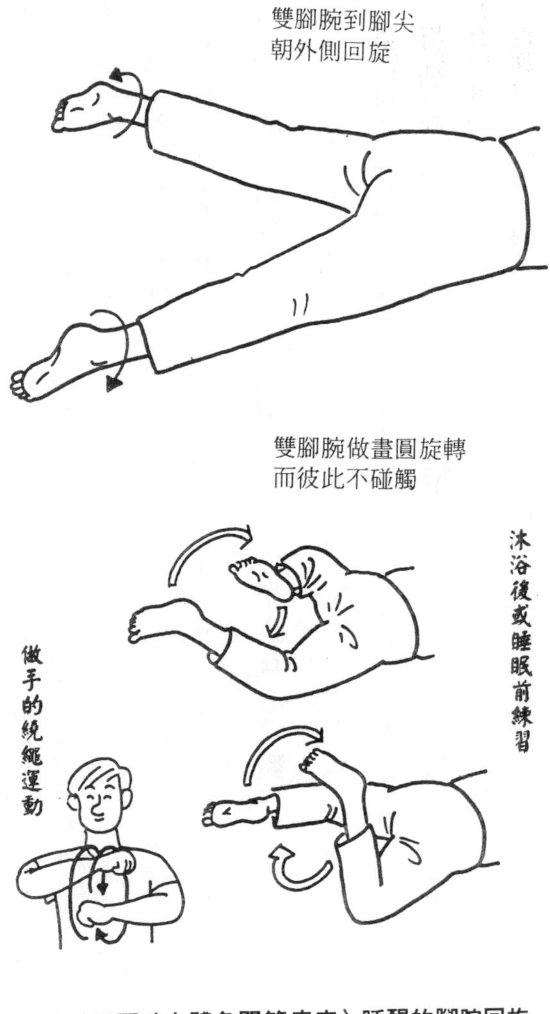
雙腳腕到腳尖
朝外側回旋
雙腳腕做畫圓旋轉
而彼此不碰觸
沐浴後或睡眠前練習
做手的繞繩運動

●〈睡醒時身體各關節疼痛〉睡醒的腳腕回旋

，左右腳腕做旋轉動作而彼此不碰觸。雙腳腳腕與雙腳間保持垂立狀的圓內做搖擺動作。若要理解這個回旋方式，可先用雙手做類似的動作。雙手握拳，在胸前彼此交互地旋轉（有些地區稱此動作爲「拉繩」回旋）。而腳腕所進行的正是與此類似的動作。其間有兩個方式，其一是腳腕彎曲，其二是腳腕伸展的方式。膝及腿、腰都因「拉繩回旋」運動的帶動下，均衡地獲得鬆弛。

在沐浴後或睡眠前做此法，可以舒緩下半身一日的酸疼，帶來愉快的睡眠。首先在腦海裡描繪「睡眠中放鬆身體可使肌肉鬆弛」的印象再入睡，也有助於熟睡。

●下半身的活力增進法——利用腳趾回旋帶來身心清爽

以上介紹了回轉手指的方法，接著把重點移到腳趾上。

東洋醫學上認爲，腳趾和手同樣地，關連著六個經脈。拇趾有脾臟的經脈，第二根腳趾有肝臟與胃的經脈，第四根腳趾有膽囊的經脈，第五根腳趾有腎臟的經脈。根據觀點而有其他不同的說法，但我們並不需拘泥於細微末節。

也許有人認爲，刺激這些部位，必須用針或灸等道具，事實上，自己旋轉自己的腳趾頭即能帶來效果。

方法是，坐在椅上，左腳抬高置於右腿上，用右手從左腳的拇趾到小趾，依序抓住指尖做繞圓地回轉。

旋轉時再配合著拉力，效果更好。

次數是，各個趾頭旋轉約二十回。

男性在辦公室也能施行這個方法，但女性可能有所顧忌。

這時，可將左腳腕夾在右腿下，讓左腳伸出右腿的右下外側，依同樣的方式進行，即可坐在椅上併攏雙膝左指回旋動作。如果刺激腳底不碰地處的部份也有效果。請用右手拇指第一關節的指腹，用力地按壓左腳腳底凹陷處，直到略感疼痛而覺得舒服的程度。如果能因此而消除酸疼，可謂一舉兩得。

左腳的指回旋做完後，接著左右交換，依同樣的要領做右腳趾回旋。

若夫婦彼此配合練習，可以加大鬆弛的效果。

人類原本是四足著地的動物，在進化的途中站起身來，前端二足變成手而可自由地活用。

基於上述的觀點而言，除了手趾外，腳趾也充分地旋轉，才能讓通過身心（內臟、肌肉系雙方）的經脈，完全受到刺激及活性化。

而在日常生活中，請各爲也經常並用手腳。

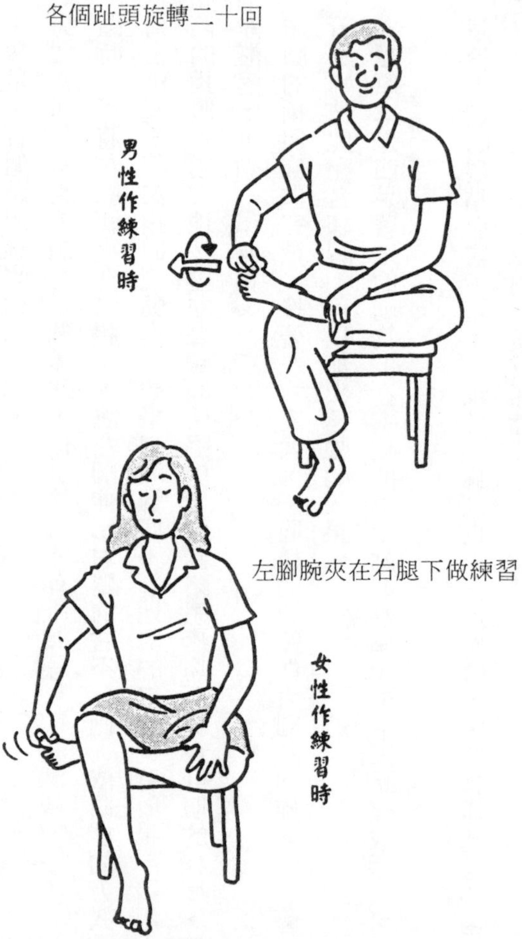
各個趾頭旋轉二十回
男性作練習時
左腳腕夾在右腿下做練習
女性作練習時

●〈下半身的活力增進〉腳趾回旋

●自律神經失調症——利用指回旋調整交感、副交感神經的平衡

各位應曾聽過「自律神經失調症」這個語詞。這是現代醫學中，對於無法確實掌握原因的苦訴所訂定的病名之一，尤其是更年期的女性常見此症狀。

人的神經可大致分為隨意神經系和不隨意神經系。前者主掌憑自我意志可自由活動的機能，後者則掌管自我意志無法掌控的機能。而不隨意神經包含在自律神經下，又分為交感神經與副交感神經。

交感神經具有加速心跳、促進發汗、增加肌肉的血流、使身體處於活動狀態，而副交感神經則是促進消化器系統活動，提高消化吸收能力。一般而言，人體處於緊張狀態下，交感神經會加速活動，處於鬆弛狀態下時，副交感神經則加速運作。

兩者若失去平衡，會自覺身體變熱、發汗、肩酸、腰痛、頭痛等不定症狀。

處於上述症狀下，若進行指回旋體操，可以改善不快的症狀。因為，指回旋體操可以調和自律神經系。更具體地說明，指回旋刺激會通過腦幹的視床，經由此處部份刺激會達到位於視床下方的視床下部。而視床下部正是控制自律神經的中樞。

以心臟機能為例說明，做指回旋中，心臟會有異於往常的拍動。一般人的心臟，是反覆著嚴密而有規則性的拍動，其拍動的間隔稱為R—R間隔。R—R間隔有上下起伏乃屬正常

。而這個上下起伏正是自律神經活動的投影。

根據筆者個人所獲得的結果，比較做指回旋及不做指回旋時的心電圖，可看出R－R間隔的起伏狀有統計上的不同。

自古以來，東洋醫學上認爲所謂的「經脈」是情報的傳達網路，它與各指相連同時與內臟連接。具體而言，中指與小指對心臟循環器系統帶來影響，而食指、無名指與小指會對消化器系統帶來影響。

誠如東洋醫學說明上所預測的，各指間的效果有其不同，但請各位不要當做艱深的學問來思考，只要理解：「做所有手指的指回旋，必可使身心完全調和」的事實。當心情鬱悶不暢或感到不快時，各位不妨試著去做指回旋體操。

●牙齒疼痛——手鏡姿勢

牙齒莫名地感到疼痛的人意外多。而疼痛並非持續性，只是睡眠不足或感到疲勞、壓力沉重時，則平日遺忘的牙痛隨及嶄露頭角。

古來已爲人所熟知地，手的拇指和食間有一個稱爲合谷的穴道。據說刺激此穴對治療牙疼有效果。

因此，牙疼時，常有人按壓此處或進行暖和法，但牙齒已變壞的人，並無法根據此法改善。而且，合谷本身若有不快感，光憑該部位的刺激很難給予消除。

各位不妨親自確認一下，用另一隻手的食指和拇指抓住另一手的拇指與食指間的合谷穴的部份，確認其中是否有感到疼痛的部份。

接著，爲各位介紹消除這類牙痛及減輕合谷不快感的手勢。

這也是筆者自創的SRS能力開發法中，獨特的技術之一。

首先介紹右手。伸展右手臂，視線注視著自己的手掌。

手肘必須確實地伸展。而手指也要確實地張開。手腕彎曲約九十度。保持這個姿勢，在右肩的前方做大幅度旋轉，依序是內側、上方、外側、下方及手臂。其間，手掌隨時保持面向身前的位置。

旋轉完畢後，請再次確認右手合谷部份的疼痛或僵硬感。施行者必可瞭解，已經比先前的狀況改善許多，疼痛及酸硬感也減輕。同樣地，牙疼也會舒緩許多。

以上是右手的操作動作，左手也依同樣的方式進行。

即使沒有牙痛，也能做此動作而有益健康。具體而言，它有助於強化齒力。

如果經以上的說明，仍然無法確認效果者（事實上有不少無法自我判斷疼痛變化的人）。在旋轉右手時，請用左手的拇指和食指按住合谷疼痛的部位，一邊確認疼痛變化的程度，一邊練習。

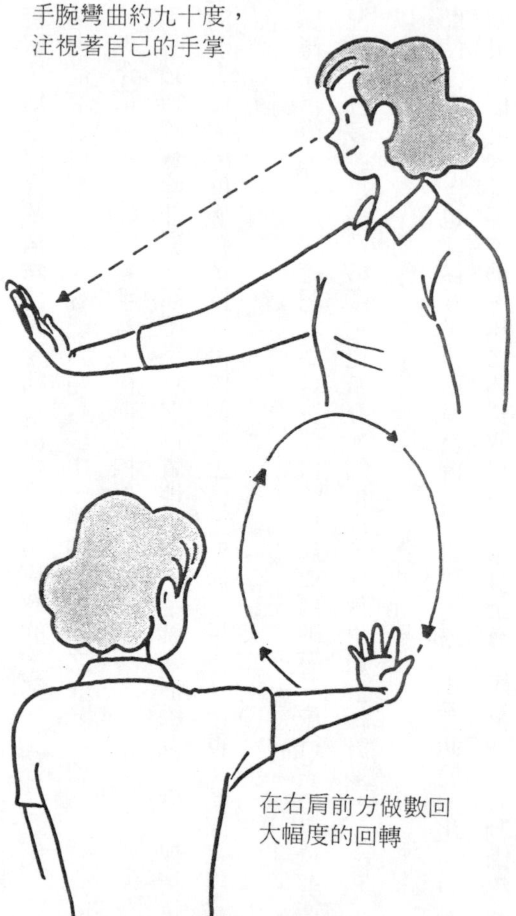
手腕彎曲約九十度，
注視著自己的手掌
在右肩前方做數回
大幅度的回轉

●〈牙痛〉手鏡的姿勢

第三章

消除壓力的指回體操

△對身體帶來直接效果

利用指回旋的奧妙使心情爽快

我們的社會生活中，充滿著造成身心壓力的各種要素。引起壓力的誘因被稱爲「Stress-er」，一般而言，壓力誘因因人而異，事實上，在旁人及當事者眼中有許多未曾察覺的壓力，結果帶來身體的不適及心緒機能的減弱。

解除壓力的方法，有出外旅行、到卡拉OK歌唱、飲酒、購物、與親密的人交談，以改變心情等等不同的方法，但在此爲各位介紹的是，從指回旋體操多數的項目中，特別凝聚創意的「絕技」。

手及指頭擺動的些微創意，有助於各位消除平日的壓力，請充分地應用。

●身心疲勞回復法

工作接踵而至，體力消耗時，氣力也變得消沉，隨即而來的是疲勞感的高漲。這種狀態下絕無法提高工作效率。

若能稍微躺臥小憩片刻，即可立即回復輕鬆，但往往在最需要休息的時候，無法找到適切的場所或根本無暇休息。

這時，請不妨試試接著爲各位介紹的「帆船」的手勢。這是在短時間內，可以使身心鬆弛的方法，擁有此法非常便利。

做法是雙手交合，確實地夾住手指的第二關節。讓右手的食指置於左手的食指之上。而拇指則自然地置於指甲側接觸交合的食指上。

交握的手置於膝上，閉住眼睛，做數分鐘緩慢的深呼吸。

在此期間，除了呼吸心中別無雜念，但其效果彷彿是睡後覺醒時清爽而飽滿的精神。

這種手指交握方式，何以會帶來如此效果？其實，手指與手掌內側有平常鮮少爲人活用的感覺領域。刺激該處會對心緒帶來變化。

如果時間稍有充裕的人，可回想過去體驗的種種或活用當場描繪影像的意念，更具效果。想像法中有以下兩種。

第一是，在過去的經驗中，栩栩如生地回想最爲神氣活現時的自己。一邊回想具體的場面，一邊試著重現充滿著活力的自己。

第二是，將交握的指形看做是乘風高漲的遊艇上的帆，想像自己搭乘在遊艇上，遊艇迎著風自由自在地在心中的世界航海的場面。隨著描繪在廣大的心中毫無止境地遨遊飛翔、自由自在的情形，疲勞不知何時已雲消霧散，得以實現舒坦愉快的身心狀態。這時的感覺彷彿是從熟睡中覺醒一般。

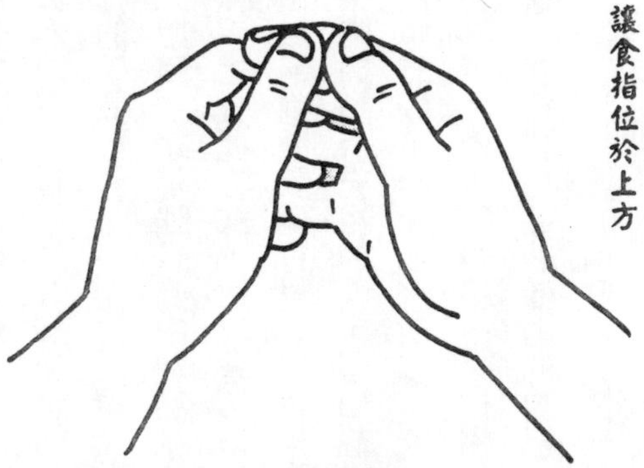
雙手手指彼此
夾住在第二關節

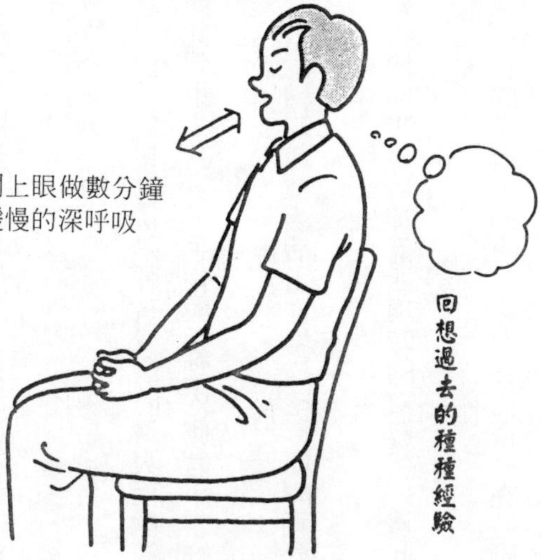
回想過去的種種經驗

●帆船的方法

●指尖交合，鎮靜心魂、身體復甦

我們的指頭直接與大腦連接，乃是衆所周知的事實。因此，我們日常若不經意所擺出的指形，極有可能暴露出深奧的心理狀態。從另一個角度而言，刻意地採取某種指形，也有可能對心理狀態造成影響。

因此，只要在指頭的使用法上下功夫，足以使心理活性化或鎭靜化。指回旋健康法中，有各種不同的手指使用法，在此爲各位介紹，平撫心緒的簡單手勢。

做法是，左右指間確實交合，做成渾圓的球體形。將此球體形置於膝蓋上，或放在桌上。也可在身前做此球體形，但做爲支撐的手臂會感到疲憊，心情自然紊亂，所以，最好是放在某個固定物上。

這時，請仔細觀察彼此對應的手指是否連一米釐也沒分差。如果覺得稍微有一些偏離，立即給予糾正。從拇指依序一根根，細心地確認並矯正其間是否有些微的差距。

持續做矯正的行爲中，可以檢測出大腦左右感覺領域與運動領域的微妙差距，並可以給予修正。這個作業乃是修正「心的地圖」和「身體的地圖」。

因此，做這個姿勢時，最重要的是盡可能做出緊張度均衡的形狀。而且，看起來是否是美麗的形狀，也有助於判斷的依據。

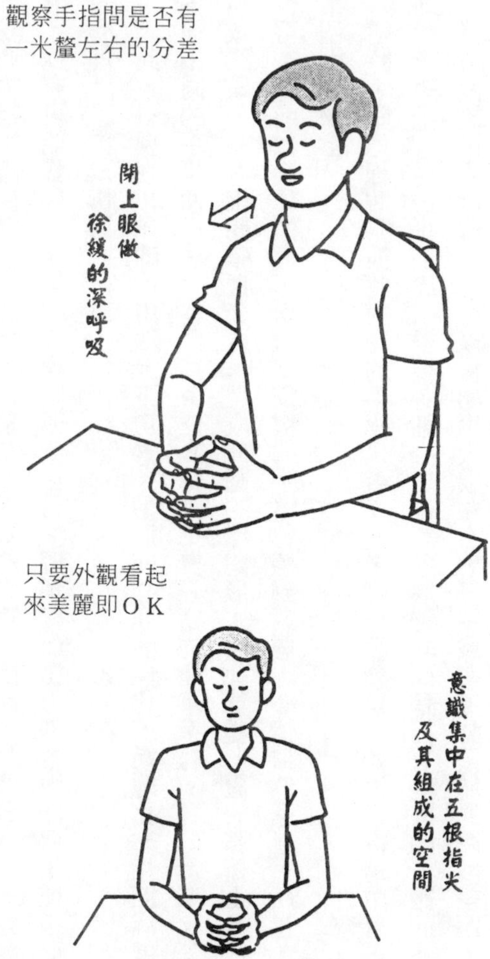
觀察手指間是否有
一米釐左右的分差
閉上眼做
徐緩的深呼吸
只要外觀看起
來美麗即ＯＫ
意識集中在五根指尖
及其組成的空間

●指尖彼此交合

確信所有的指尖彼此交合後，閉上眼再徐緩地做深呼吸。五根指尖的感覺以及把意識集中在手指與手所做成的空間感上，忘記此外的一切感覺。

持續數分鐘保持這個狀態，可以使心情沉靜，身體復甦。利用指頭控制身心的方法，乃是嶄新的瞑想法的入門。

●利用指回旋使感覺敏銳，即能重現年輕氣息

身體機能會隨著老化而減弱。感覺遲鈍乃是其中一例。

人有視覺、聽覺、嗅覺、味覺、皮膚感覺等五感，還有運動感覺、平衡感覺及內臟感覺等。

感覺是情報的入口，其活性化在維持年輕這一點上極爲重要。其中視覺或聽覺的減弱，較容易自覺，而皮膚感覺的遲鈍較難以自覺，往往在不知不覺中慢慢鈍化。因此，若提高皮膚感覺，即能連帶的加強其他感覺的靈敏度，重現年輕活潑的氣息。

前年，我曾經在三樂醫院，爲東京都的教職員們做健康檢查的工作，當時，我爲應診者做皮膚感覺的檢查，並試著提高其靈敏度。

各位不妨也試行以下的做法。

首先，雙手手掌彼此相對，保持約十五公分的距離。然後雙手做輕度的擺動，調查雙手

的皮膚上是否能感應到彼此間所傳達的「什麽」。人體的體溫約三六·七度，雙手間各自感應另一隻手所放射的電磁波，一點也不足爲奇。根據我的調查，有所感應者的比率與年齡相關，四、五十年代者約有三分之一人有所感應。有感應的人可再加大雙手的距離，確認感應的限度。毫無所感的人，則縮小手掌間的距離，確認開始有所感應的距離。

其次，做基本的指回旋體操。這是雙手指尖交合，做各指回旋運動而不彼此碰觸。這時請將全副意識集中在指尖的皮膚感覺上。各指旋轉約二十回，然後再檢查一次，有所感應的距離。

經過上述的運動後，是否覺得比原先的感應度較爲靈敏？專注而誠心地做指回旋運動，可以使感覺變得靈敏。

所謂舉一反三。這個要領可以應用在溫度感覺、振動感覺、觸覺、壓力感覺等活性化。結果，可用意識掌握原本無意識中感應事物的能力漸趨發達，對外界的情況也較能有敏銳的反應。

只要能在嶄新的思考領域中掌握情報的流向，自然可實現身心健康的促進。而且，皮膚的敏感度，也有助於做爲掌握集團性質的指標。

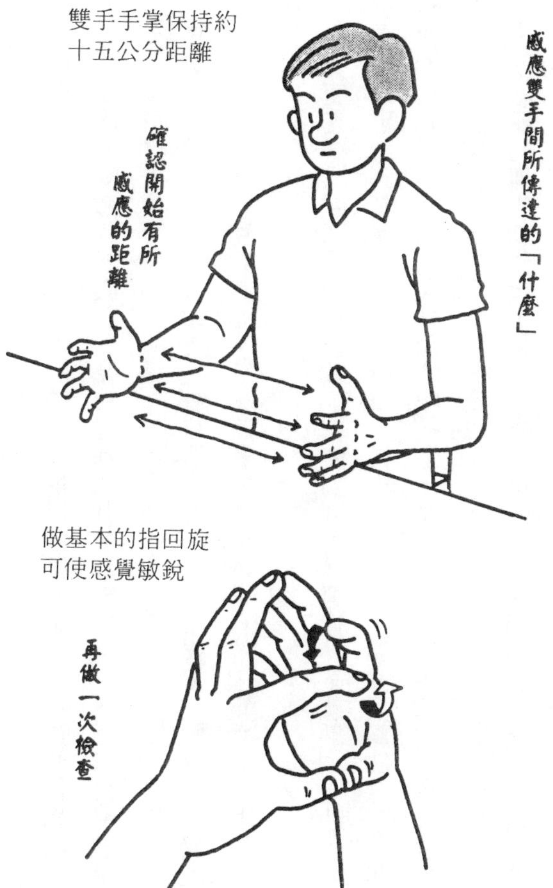
雙手手掌保持約
十五公分距離
感應雙手間所傳達的「什麼」
確認開始有所
感應的距離
做基本的指回旋
可使感覺敏銳
再做一次檢查

●感應雙手間的氣

●磨練手的皮膚感覺可使日日新鮮

前項已介紹，感應「氣感」的練習法。

相信有些讀者對於「氣感」的練習，抱以懷疑的眼光，但以心理學的立場而言，追根究底乃是使皮膚感覺敏銳。接著，基於任何人都能理解的觀點，爲各位介紹磨練皮膚感覺的方法。

使皮膚感覺變得靈敏，必須改變其他感覺（例如，視覺、聽覺、味覺或嗅覺）的範疇，增加日常生活中有感覺的體驗。結果將有助於突破平日的固定觀念，維持展現現實生活的新鮮洞察力。

爲要使皮膚溫度感覺變得靈敏，首先調查用手靠近熱茶或熱咖啡時，大約相距多少距離的位置可以感應到其熱度。集中意識，找出其界限再使感覺更爲洗練。若要使皮膚的振動感覺靈敏，首先將手貼靠在頸外側的喉結上，試著感應自己聲帶的振動。任何人都可以感應到振動。然後請調整聲音的高低，分辨振動的出入。

習慣上述的檢測動作後，將手掌置於無法直接碰觸自己吐氣的位置（譬如，放在距離耳邊十公分左右的橫側），再檢查是否能感應到發聲的振動（空氣的振動）。有所感應的人，再改變聲音的大小、高低，訓練自己能更敏感地察知。毫無所感者，則再訓練把聲音放大以便感應聲帶的振動。

藉由上述的訓練，皮膚感覺變得靈敏後，將手掌靠近不同的物體上，在捨棄既定觀念狀態下，檢測自己有何感應。靠近植物時覺得如何？靠近牆壁或桌上的感覺又如何？難道您沒有發現，平常所疏忽的各種情報的動向嗎？開拓皮膚感覺的經驗將成爲「開發整體感覺」。如果做上述訓練仍無法使皮膚變得敏感者，筆者認爲應對以往自己的人生，仔細地反省一番。回顧一下自己對從感覺而來的情報，平日到底抱著多大的關心。

無法憑意志控制的身體部份，當然無法以人爲的方式來左右。但帶著關心並持續這樣的心態，必可使機能發達。所謂「喜歡才能入流」，這句諺語確實地掌握了身體機能發達的體系。

●開朗的形象會帶來良好的身體狀況

前項已說明了使皮膚感覺變得靈敏的方法。

在此，希望各位親自去體驗，皮膚感覺會因我們意識形態的改變而產生變化的事實。能否瞭解這樣的事實，有助於明白根據我們平日如何描繪自身生活，而決定事物感應法的事實。瞭解這項事實後，從另一個角度而言，也會湧現如何去描繪自身生活，才能維持神氣活現的新鮮感覺體驗的構想。

首先，請將雙手伸向前方，找出雙手掌間有所感應的距離，然後再摸索出產生這個感覺的界線距離。

敏感者的感覺距離較寬廣，遲鈍者較窄小。而皮膚溫度比一般空氣溫度來得高，靠近身體某個程度時，理應可以感應其熱度。當然，感應到溫度以外的其他感覺也無妨。

雙手保持在比界線距離稍近的位置，並採取有如雙手臂抱住巨大圓球的姿勢。手掌也呈握住球體的形狀。這時閉上眼，描繪以下的想像。

有一個直徑數公分的想像中的球。它不僅帶著熱也放著光芒。這個印象中的球從左手經由左手腕滑上左手臂，通過左肩來到胸前，再從胸前滑向右手臂，穿過雙手的空間再回復到最初的位置。請在腦海中描繪這個想像中的球，反覆數十回上述的回轉運動。

隨著想像的移動，檢查手腕或手上或是否產生某種感覺體驗。

只要能確實地做想像的描繪，半數以上的人都會有溫感及其他感覺的移動。

如果你是其中一人，表示你是可以應運想像力具體地控制感覺的人。請帶著自信，在工作上不時地描繪開朗愉快的印象。你的身體狀況也會因此而變得順暢。

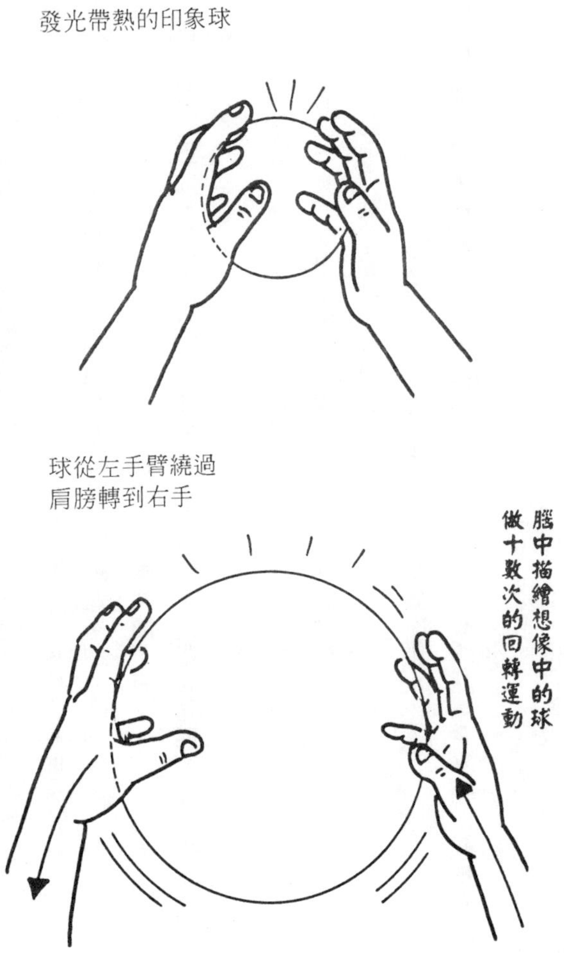
發光帶熱的印象球
球從左手臂繞過
肩膀轉到右手
腦中描繪想像中的球
做十數次的回轉運動

●描繪想像中的球

●利用感覺淨化的呼吸法豐富構想

我們根據感覺器官，從周遭獲得無數的情報。如果感覺曖昧不明或顯得遲鈍，身體的體驗也會隨之變得曖昧而不明顯。當感覺清新透澈，體驗也會變得鮮明、快適，過著清新愉快的一天。過濾感覺器官的練習，有助於獲得這樣的感覺。

以下從ＳＲＳ訓練體系中，爲各位介紹淨化感覺的簡單方法。

一般所謂的感覺，乃是指與眼、耳、鼻、舌、皮膚相關的五感，但在心理學上，還做以下的分類。

首先是所謂的特殊感覺，它包含視覺、聽覺、嗅覺、味覺及平衡感覺。

其次是體性感覺。這是由皮膚感覺和深部感覺（運動感覺等）組成。

請不要忘記，內臟感覺也是感覺的一種。

我們可利用以下的呼吸法，憑意志力將這些感覺活性化。

以舒適地姿勢坐在椅上。雙手拇指和食指的指尖做成環狀，手掌朝上輕輕置於膝蓋上。

接著做徐緩的呼吸。

第一階段是，把意識放在上述過程的每一個感覺上，再隨著吸氣打開感覺的門窗，想像各種情報從窗口魚貫而入的情景。吐氣時，想像體內所發生的熱能，被各種感覺器官所充滿

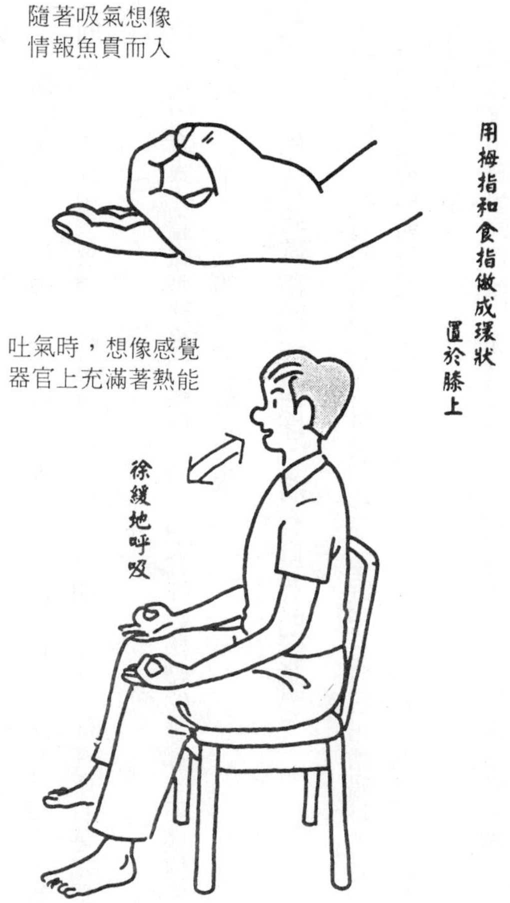
隨著吸氣想像
情報魚貫而入
用拇指和食指做成環狀
置於膝上
吐氣時，想像感覺
器官上充滿著熱能
徐緩地呼吸

●感覺淨化的呼吸法

而產生元氣。

這個作業依特殊感覺、體性感覺、內臟感覺的順序來實行。請確實地感應各感覺器官，確實處於清澈的狀態。

下一個階段是，一邊吸氣一邊將意識均等地分佈在自己的所有感覺上，想像無數的情報流入的情景，並從中去感應。吐氣時，想像體內熱能均等地分佈在所有感覺器官上而神氣活現。

依上述的方式，意識到感覺的範疇，並做配合呼吸移動的訓練，不僅情緒變得爽快，也會自然地產生日常生活上的各種警醒或發現。

●回想一日作為並做指回旋體操，將有良質的睡眠

我們藉由每日的睡眠，調整腦及身體狀態。睡眠中會將日常所吸取的各種情報做一番整理。這個作業是抽取前日體驗中較有意義的項目，爲日後的經驗做儲備的過程。當然，睡眠中也會矯正肉體的疲勞或不適。

睡眠具有和瞑想同樣地增加良好情報幅度的機能。因此，從良好的睡眠會檢拾良好情報並給予征服的意義看來，它也可匹敵深度的瞑想。

由此可見，睡眠的重要性。因此，我建議許多人儘量攝取良質的睡眠。

爲了提高翌日的生產性，與其削減睡眠增加工作，毋寧攝取良質的睡眠。

而要提高睡眠的品質，在睡眠前可回顧今天一整天的時光。這也是一種想像力訓練。不是雜然無章的把當天所發生的事情零散在心裡，而是以整體綜合的形象憑著想像力重現，同時再給予時間上的程序安排，這有助於睡眠中的作業而達到較好的效率。把今日的問題點明確地找出，並在心中描繪明天的課題，即可將睡眠時間做最大限度且自然的活用。

做一日生活的回想時，若能配合手的指回旋體操，可以矯正左右腦神經系的機能，更能紓解身體的緊張，獲得更好的睡眠。

這時盡可能放鬆身體的緊張，以鬆弛的狀態徐緩地做指回旋。

雙手指尖交合，做指回旋體操的同時，依序回想一整天所發生的事情。例如，做拇指體操時想像早晨發生的事、做食指體操想像上午發生的事、做中指體操想像正午發生的事、做無名指體操想像下午發生的事、做小指體操則想像傍晚以後發生的事。

最後在腦中想像：「希望睡眠中能在手掌中所暗示的潛在意識領域裡，發揮良好的作業」然後入睡。如此一來，夢中也許能獲得良好的啓示，會富有暗示的體驗。

參加SRS能力開發法講座的人，有幾成都在夢中體驗過速讀。透過潛在意識中的這些體驗，日常生活上的各種能力也相對地提高。

●描繪鬆弛的印象即能獲得鬆弛

人具有豐富的描繪想像的能力，人類的文明正是因爲想像力的活用而日新月異、成果豐碩。但是，如果想像力的描繪方式錯誤，也可能導致悲慘的結果。有關想像的潛在性影響力，到底發揮到什麼樣的程度，還有一些人類尚未充分瞭解的層面。根據筆者指導能力開發的經驗而言，如果鮮明地描繪大而清楚且開朗的印象，當事者也會在不知不覺中觀察身體處於舒展而活力充沛的狀態。這一點只要在演講會中，讓會員們閉眼做想像練習，個人的姿勢漸漸朝好的方向變化的事實即一目了然。

從上述的觀察，再加上身體的鍛鍊，以各種方式提高想像力是非常重要的，筆者認爲這才是維護眞正健康的捷徑。

我們不妨在此練習，磨練「用手爲想像加工」的感覺吧。

請大家記住「旋扭拉」這個語詞是這項練習的關鍵語。所謂「旋扭拉」是指「旋轉」和「扭轉」和「拉力」三語的合成。配合這個語感做想像活動時，可擴展精神力。

第一，在眼前想像有一個圓球的印象。再想像用雙手抱住球不停旋轉的情景，並一再地唸誦著用皮膚去感應，同時請實際地做出手的動作。這就是「旋轉」想像的練習。

第二、想像雙手間有一個圓筒狀的棒子，反覆著實際用手抓住棒子兩端扭轉（或擰轉）的動作。這時也試著感應皮膚的抵抗或肌肉緊張的程度。這就是「扭轉」的想像練習。

第三，維持前項圓筒狀的想像，用兩側給予施壓或朝兩側拉拔。這時也親自體驗雙手的

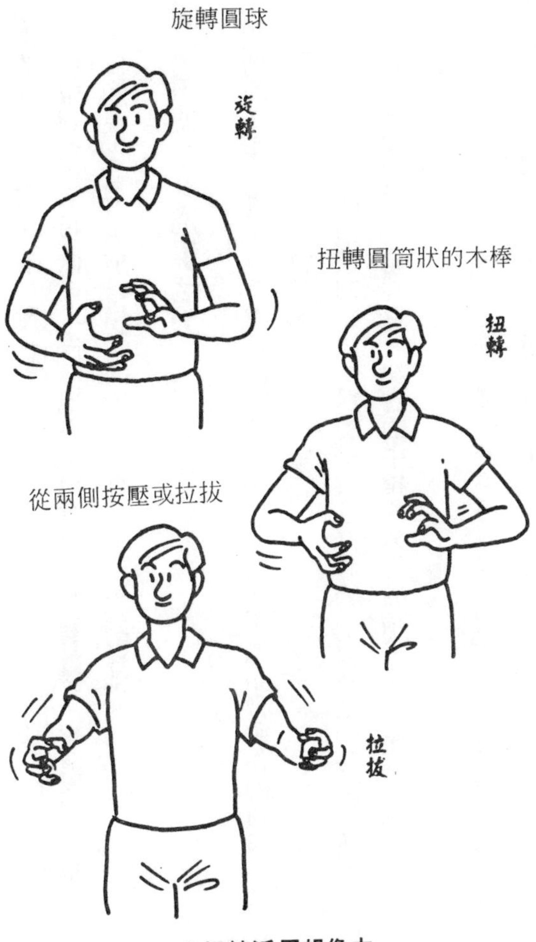
旋轉圓球
旋轉
扭轉圓筒狀的木棒
扭轉
從兩側按壓或拉拔
拉拔

●扭轉活用想像力

觸感、手臂或肩膀的緊張感、感觸等，可以強化「拉力」的想像力。

以上的訓練不僅是描繪想像的練習，也能藉由用手去活動想像的練習，連帶地培養與想像相關的運動感覺、皮膚感覺。

確實做到上述的想像後，慢慢地可應用意志力影響身體。換言之，如果描繪神氣活現的印象，自然產生氣力，描繪鬆弛的印象，實際上會感到鬆弛。

●閉鎖環使全身湧現活力

我們的手指事實上具有神奇的性質。乍看下它只不過是做動作的道具，若仔細觀察，會發現它隱藏著此外的各種機能。

在此所介紹的閉鎖環的方法，爲的是讓各位體驗手指乃是「使全身活力充沛的道具」。首先，雙腳打開與肩同寬。左右的中指和拇指的指尖交合做成兩個環，有如鑰鎖般彼此組合成垂直面的形狀。

這時有一個規則是，左右手指彼此絕不可碰觸。爲此，手肘必須貼靠在身側以保持安定。採取以上的姿勢，鮮明地描繪以下的印象。

(1)、右手的環中發出光芒。這道光在訓練結束之前，永無止境地旋轉。剛開始徐緩地旋轉，然後漸漸加快其速度。

中指與拇指做成兩個環
手肘貼靠身側

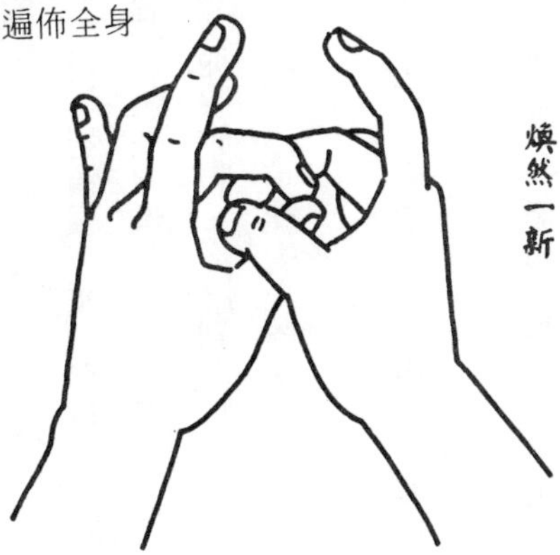

想像指環發出的
熱力遍佈全身
無形中全身已
煥然一新

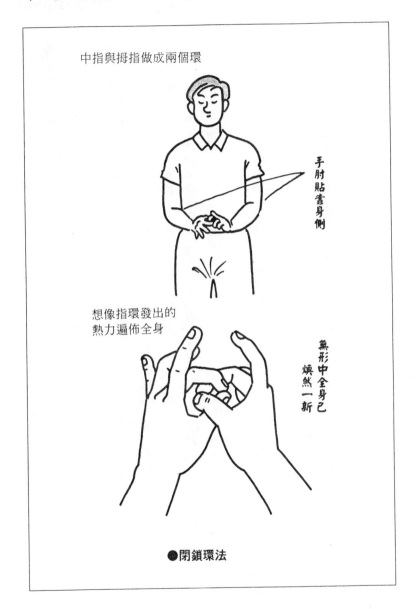

●閉鎖環法

(2)、其次，左手的環中也發光。這道光首先是因右手的光環所誘導而發生，它與右手的環光相互輝映，並漸漸提高其旋轉的速度。

(3)、兩個旋轉的光環彼此影響，在手指所製成的空間內發出力量。請用手指皮膚去感應這個力量。

(4)、力量從手指遍佈手掌全體，手上感到熱，由手發出光。

(5)、力量從指頭上升到手臂、手臂到肩膀、肩膀到頸項、頸項到頭部，依序上升而來，再從肩膀到達上半身全體，充滿著元氣，周圍發出明亮的光芒。

(6)、來到手臂的能量從肩到胸、從胸到腹、從腹到腰、從腰到大腿、從大腿到下腿、從下腿到腳，充滿著下半身，整個頭及全身在周遭散發出美麗的光芒。請持續數分鐘如此的想像。

確實保持手指的姿勢，也具實地描繪想像，不知不覺中必可發現全身煥然一新、精力充沛。

閉鎖環的方法是SRS氣功法之一。團體做練習時，必可體驗到幾乎驚人的顯明而強力的經驗。這種體驗稱爲共鳴體驗，在SRS教育法中，可以活用共鳴效果加速能力開發。

●利用指回旋提高直覺力

一九九二年九月五日，我在日本朝日電視台的節目『天下的高手！四次決勝負』中，演出，當時我是以速讀的高手出場。

在上節目之前，該節目的報導員花島優子小姐，曾參加我所指導的ＳＲＳ速讀講習會，就地採訪參與速讀講習會後，速讀能力增加多少。

該講習是每週一次，總共十次的第一次講義，約有八十名上班族參加。結果，她剛開始一分鐘只能閱讀一〇四〇字文章，兩個鐘頭後，速度已高達兩倍約二一〇〇字。

對於這個成果，花島小姐非常高興，但事實上當天參與講習會者速讀的能力在兩個鐘頭，平均約高達七・六倍或五・五倍，整體平均約增強了三倍。如此短時間內而提高速讀能力的秘密，完全在於活用指和眼的指回旋體操。指回旋體操會刺激大腦和腦幹，提高認識從眼睛獲得的情報的能力。

該節目是現場直播，我在現場指導主持人竹河行秀和ＹＯＹＯ、採訪者的建部和美、辻脇千惠、花島優子等五人，以五分鐘的時間訓練之後，當場讓他們挑戰穿越迷宮的能力是否提高了。這個迷宮隨著前進的距離，標示有到十五分的點數。

首先，測定二十秒內穿越迷宮的能力時，只有參加講習的花島小姐，一開始即取得十五分滿分，令大家不可思議。

爾後我又指導他們三種訓練。那是基本指回旋體操、眼球左右移動訓練、二指交合旋轉手臂訓練等。

以上是在現場播映的節目中，總共四分鐘左右的指導之後，再讓全體做另一個迷宮挑戰，結果，竹河先生由七分增強到十・五分，ＹＯＹＯ從七分增強到九分，建部從六分高達十二分，辻脇先生從六分提高到七分，平均約增強了五成的能力。由此可見，利用指回旋體操，不僅能提高速讀能力，也能在超短時間內增強穿越迷宮的能力（亦即洞穿事物大局的直覺力）。

請各位回想一下，在本書序章中所介紹的兒童講習班，也有同樣的結果。磨練上述的能力，任何人都可獲得在複雜艱難的「人生迷路」中，也能輕易穿越而過的「智性」（所謂智性是指綜合知性與直覺力的能力）。

●指回旋體操會改變作夢情景，並有爽朗的甦醒

實行指回旋體操後，會體驗到睡醒的舒爽感，在此再附加變化睡眠本質的方法。

人的睡眠有兩種內容，其一是所謂的ＲＥＭ睡眠，其二是所謂ＮＯＮＲＥＭ睡眠。在ＲＥＭ睡眠中（逆說睡眠），會出現眼球迅速轉動的現象，據說覺醒處於ＲＥＭ睡眠中的人，

多半會回答正在作夢。至於ＲＥＭ睡眠中，腦部有何活動的問題，世間的議論頗多，尚未得到最後的結論，而筆者認爲，在此時間帶內，頭腦會將白晝所獲得的各式各樣的情報，在潛在意識中「做整理」。我認爲，夢正是這些整理作業進行中，所發生的現象。

如果實踐指回旋健康法，會有作夢方式改變的體驗。具體而言，以往從未作過有顏色夢境的人，會出現夢境有鮮明的色彩，內容非常明確或有整體的故事性等。隨著這樣不同的體驗，睡醒時也會變得清爽快適。

手指刺激會對內臟及身體帶來影響，而因指回旋體操取得左右均衡的手指刺激，應該也會對大腦中情報的處理造成好的影響吧。

請讀者們力行指回旋，並觀察夢境的變化。

筆者在指導ＳＲＳ速讀之際，必會做作夢的統計，結果發現幾乎以四十歲爲境界，在夢境出現顏色比率上的變化。具體而言，四十歲以上的人，較少在夢境裡出現顏色，而隨著年代的下移，出現顏色的比率增高。這並非依生物學的年齡所做的變化。

因爲，夢境沒有顏色的人，都主張年輕時候也沒有多彩多姿的經驗。有關這個現象，據推測也許是深受當初成長的時代環境的影響，但最近基於各種理由，已漸漸認爲在人類層次上做情報處理的方式，應該已經產生變化。以這個觀點而言，四十歲以下的人，在潛在意識的層面上，對情報處理的方法有異於比其年輕的年少者，在情報處理的方式上有所不同。注意這個差異點，並提高各個年齡層者的能力，乃是開發指回旋健康法的本來目標。

●因指回旋開發速讀能力、人生變得積極向前

我研究指回體操的動機是，與其說是增進健康，毋寧是爲了以速讀爲契機的能力開發，建立獨特而確實的方法論。

事實上，做指回體操後再讀書，可以提高讀書速度。我在各種團體內試行這個效果，而確認其效果最簡便的方法是，如果是受邀舉行演講會的情況，則讓參與者進行實驗。基於統計學的立場，人數較具有益性，而且通常是彼此初逢乍識者，資料也較具客觀性。

作法是先準備參加者未曾閱讀過的一般文章，讓大家先閱讀一分鐘後，算算所閱讀的字數，做爲指回旋體操前的讀書速度。平均約五百字。

其次是，從拇指到小指確實地依序做二十次的指回體操。「確實地」的意義是「回旋的手指不可互相碰觸（這是基本規則）」以及專注心智做到「使用臂力，從左右壓擠彼此接觸的指尖並做指回旋」這兩點。

指回體操結束後，立即做第二回合的讀書，進行一分鐘的閱讀後計算字數。做指回旋後的閱讀字數是否增加了？

綜合我所得到的龐大結果，指回旋後的讀書速度平均約提高三成。

不過，實驗結果會出現參差不齊的現象，如果不使用集團的平均值，則無法做科學性的議論，因此，請注意不要以個人的結果，推測他人可能產生的結果。

活用指回體操可將個人的能力做最大限度的開發，這正是我所提倡的SRS的體系。若能實踐經驗琢磨這樣的技術，只要有兩個鐘頭，讀書速度必可確實地平均提高兩倍以上。如果再加上十次的講習，必可達到超越以往十倍速度的速讀水準（實際上高達數十倍。請參照次頁表）。

這個意義並不只在於提高讀書速度的倍率，而是如果以速讀爲指標提高了能力，在其過程中將會有各種不同的精神體驗與發現，也會使人生變得積極向前。訓練的基本構想是在於讓構成能力的各種要素，在集團體内對彼此造成影響，並綜合地提高能力。

速讀能力：栗田昌裕　平均速度：807（文字／分）

	STEP1	2	3	4	5	6	7	8	9	10
A群倍率	3.0	2.7	3.3	4.5	5.0	5.6	9.6	14.3	13.9	40.8
全體倍率	3.0	2.7	3.3	4.6	5.1	5.6	9.5	13.5	13.3	36.7
第一回字數	807	1,233	1,378	1,641	2,242	2,278	5,155	5,188	4,078	10,406
最高字數	2,359	2,292	3,041	3,616	4,776	5,785	10,601	13,427	10,976	39,190
各回倍率	3.0	1.9	2.2	2.4	2.1	2.4	2.8	2.5	2.8	4.1
中指回旋		14	18	18	22	27	24	24	28	28
無名指回旋		7	10	13	17	15	16	17	21	19

結　論

在兼松江商研修會館參加ＳＲＳ初級講習各約 80 名（平均年齡 36 歲）的讀書速讀變化。各回兩個鐘頭。平均初速度（＝Ａ）每分鐘 807 字。

Ａ群倍率：對無缺席者的讀書速度Ａ的倍率。
全體倍率：包含缺席者的全體讀書速度對Ａ的倍率。
最高字數：各回最高讀書速度對Ａ的倍率。
各回倍率：對於各回最高速度的各回首次速度的倍率。
中指回旋：中指回旋時不彼此碰觸的次數。
（ 20 回以上以 20 回計算）
無名指回旋：無名指回旋時不彼此碰觸時的次數。
（ 20 回以上以 20 回計算）

讀書速度的倍率平均

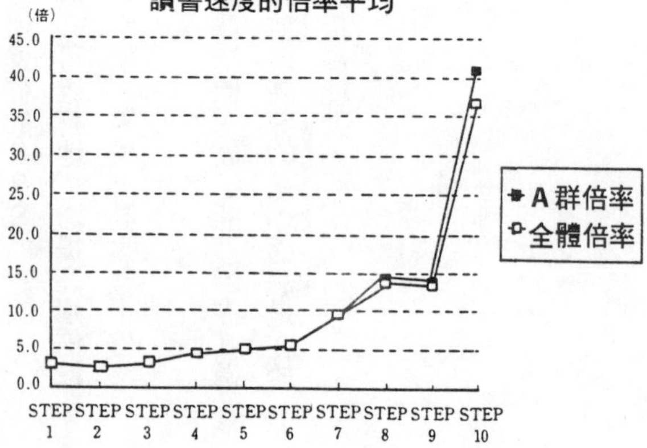

●活用手指提高記憶力

手指回旋有許多鍛鍊身心的項目。

在此爲各位介紹，鍛鍊隨著年齡增長而漸漸衰微的記憶力的方法。

記憶的機能可分三個階段，那是輸入頭腦（心）、保存、輸出，在這三個階段必須下點功夫。

在情報的輸入法方面，必須活用「記憶的六個窗口」。

所謂「記憶的六個窗口」如左所示。

第一窗口是眼睛，意味著視覺的活用。

第二是耳朵，意味聽覺的活用。

第三是鼻子，意味嗅覺的活用。

第四是口，意味味覺的活用。

第五是皮膚，意味皮膚感覺的活用。皮膚感覺有痛覺、壓力感覺、觸覺、溫冷覺等種類。

第六是肌肉系，意味運動感覺的活用。

輸入情報的要訣是，盡可能積極活用更多樣的感覺。換言之，記憶事物時，並不只是記憶抽象的內容，儘量想像具體的狀況，在想像中帶進與上述六個窗口相關的感覺體驗去記憶。

而要強化鮮明地保持記憶的能力，最好活用指回旋的模式，鍛鍊編輯對象之印象能力才有用處。

接著，我們暫且來鍛鍊以下五種想像能力。

第一是擴大縮小能力、第二是移動能力、第三是回轉能力、第四是色彩能力、第五是發光能力。練習法是採基本型，亦即雙手指尖交合，做成圓弧的球體型（指回旋體操的基本型，又稱爲指球體）。

從各個角度仔細地凝視這個球體形，並詳細地記憶。

在以下的訓練中，將手指做成的球體形的部份，從手腕分離而出，做爲想像的對象。

鍛鍊第一項的擴大縮小能力時，首先閉上雙眼，如次頁下圖所示，讓想像中的球體形擴大爲二倍、三倍、五倍、十倍甚至百倍。

其次，相反地想像其縮小爲二分之一、三分之一、十分之一等漸漸變小。

做這個練習的要領是，必須持續性地想像。

鍛鍊第二、三的移動能力及回轉能力時，試著讓想像中的球體形朝上下、左右、前後自由地移動、旋轉。

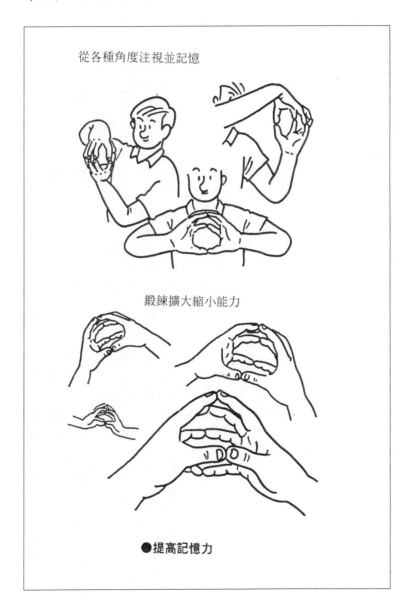

從各種角度注視並記憶

鍛鍊擴大縮小能力

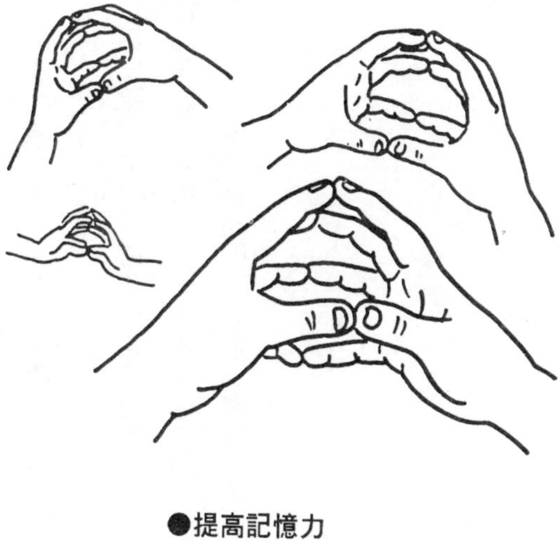

●提高記憶力

第四、五的色彩及發光能力，可在想像中的球體形上，自由地添加光亮與色澤而從中獲得。各位請給想像中的球體形添加各式各樣的色彩與光輝，並想像其所呈現的景象。

若能發揮這些磨練而發達的能力，可以描繪並且記憶以各種角度將對象顯明而突出地納入情報領域中時，自然會提高記憶的保持能力。

提高記憶的想起能力，請儘量鮮明地回想每日所發生的事情。在繁忙的社會中，有些人爲著平日所肩負的課題忙得團團轉，甚至無法回想起當天所發生的事情。這樣的人雖然拼命地鍛鍊所具備的各種能力，但實則在不知不覺中，已令最基本的能力日漸衰微、消退。

第四章

令人嘆爲觀止的指回體操活用法

△栗田博士暗中傳授的重點建議

秘訣是順其自然而持之以恆

以上各章，爲各位介紹了指回旋體操的各種項目。

在此摘取其要訣，爲各位說明將指回旋體操做最大活用的秘訣，並有相關的經驗之談。

首先希望各位注意的是，本書所介紹的訓練，並不需要每天一一實行。只要在某期間內，試行一套方法並確認其效果，接著再根據症狀或個人的興趣，依需要選擇並付諸實行。

而其中最重要的方法是，文頭所介紹的基本指回體操。唯有這項體操請務必謹記在心，身體力行。然後再配合其他更具體的技術，即可活現一切的方法。順其自然而持之以恆，必會出現驚人的成果。

●指回旋體操可提高高爾夫球的得分

指回旋體操能提高身體的柔軟性，有助於鍛鍊肌力，因此極可能應用在各式各樣的體育競技上。在此，我們以高爾夫球爲例做說明。

高爾夫球不再只是個人單純的興趣活動，有越來越多基於工作上的理由而打高爾夫球的人。

但相對地，也有許多人因打高爾夫，結果傷了身體。高爾夫的動作，之所以隱藏著破壞左右均衡的要素，是有理可尋。

譬如，腰部回轉較差時，很容易在某個瞬間，勉強身體做出補足腰部動作的動作。這種程度加劇時，即會造成故障。

爲了預防類似的情況發生，建議各位在打高爾夫之前，做指回旋體操。事實上有不少人，確實實行後而使得分飛躍地突進。

自從在書籍上介紹指回旋體操後，除了聽到不少人身體狀況顯著改善之外，也常聽有關打高爾夫的經驗談，以下介紹其中一例。

某公司分店長S先生曾說：「做指回旋體操後，揮桿的動作變得俐落，也有較出色的得分。」根據他的解釋是：「到了中年而腹部凸出的人，只要做指回旋體操，因其柔軟效果，會促進腰部的柔軟，結果出現好的得分」。

附帶一提的是，他的高爾夫球桿數，平均是八十桿左右，據說，最近看見商談對象，常有不自主地做指回旋體操的動作。

指回旋具有取得左右平衡的效果，因而在果嶺上的揮桿入洞，目標變得準確，也減少傷害或故障。因爲，在「不彼此碰觸而做空中回旋的」左右指頭旋轉的動作中，具有調整運動中樞左右失衡的效果。

在高爾夫球上做指回旋體操時，可練習第二章的腰痛消除法1，所介紹的回旋方法。

換言之，將雙手臂伸向腹部之前，左右手指彼此交合，做成基本的球體形，旋轉腰部，讓球體形移動到右方的界線。在界線處，依序做五根指頭的回旋體操。這時，左腳尖如果稍微偏向內側（腳跟朝向外側）更能提高效果。

其次，左側也做類似的動作，這將是打高爾夫球前最佳的暖身運動。

●家族同樂二人指回旋

指回體操不僅可一人進行，在團體內練習倍增樂趣。

不僅是指回旋，在SRS所教授的所有能力開發，若在團體內實行，往往效果倍增。這和人乃是社會性的群體動物不無關係。因爲，我們的潛在意識裡具有處於與自己共鳴者的團體內，遠比單獨自居時較能發揮潛力的機能。爲競技運動選手加油，正是活用這樣的效果。家族也是團體的一種，它是發揮群力最基本的單位。

一九九二年九月，我參與日本電視台的『盡興隨興電視』節目演出時，曾經以筆者提倡的指回體操的應用篇，介紹親子一起練習的指回體操。

當時，讓參與該節目的演藝人員，二人爲一組，整個節目的氣氛驟然地達到高潮。通常的指回旋，是藝人各自讓左右指尖交合，做成渾圓的球體形，然後從拇指到小指，依序做不彼此碰觸的旋轉運動，而親子指回旋則是以二人一組來練習。

在前半段，讓父母的右手和孩子的左手指尖，拇指對拇指、食指對食指……小指對小指互相對應。保持這個狀態，從拇指到小指依序一根根地做彼此不碰觸的回旋運動。次數約各十次。回轉方向有兩種，兩個方向都做。彼此的互動瞭解，是彼此配合旋轉時機的秘訣，可由其中一方以簡單的規律地發出聲音數數練習。

旋轉拇指與無名指並不困難，但中指、無名指的旋轉漸漸困難。後半段則交換左右手練習。習慣後可雙手同時做練習，或手臂交握，用彼此的右手或左手練習。

即使個人可輕易地做出指回旋體操，若無法與對方協調互動，二人指回旋則辦不到。做二人指回旋可期待的效果是，一、增加親子肌膚之親的機會；二，藉由彼此配合規律的動作，可以產生心靈交流，擁有彼此共通的話題；三、可以確認兒童細緻的運動能力的發達，並給予促進加強；四可促進家族的健康。

可在茶餘飯後一家人和樂融融地做指回旋，或在假日的旅遊途中、交通工具中等做餘興節目。和一般指回旋同樣地，也可向二根指回旋、三根指回旋挑戰。

用父母的右手和孩子的左手

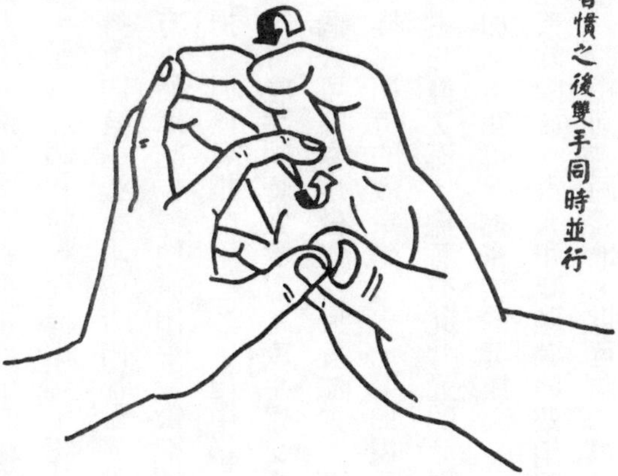

習慣之後雙手同時並行

手臂呈十字交叉，用彼此的右手

向二根指回旋或三根指回旋挑戰

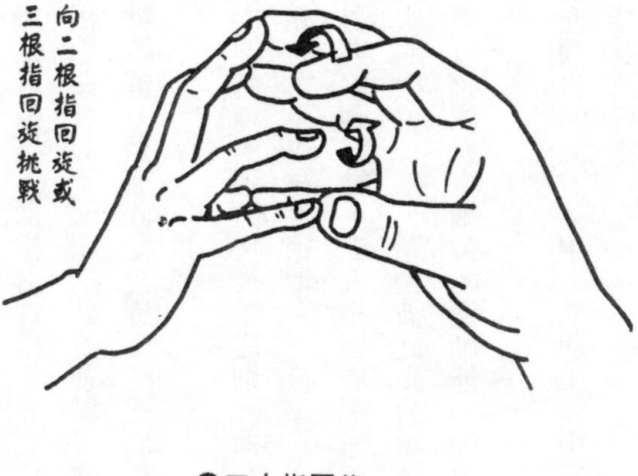

●二人指回旋

●根據手指可立即瞭解星期幾

我記得小時候每當有人問起：幾月幾日是星期幾？的問題時，我會利用手指立即作答。這是我無意中在百科事典上看到的方法。

這個方法極有效，但卻鮮爲人知，在此介紹給各位。

首先將食指、中指、無名指等三根指頭，稱爲一指、二指、三指，而各個關節從前端依序稱爲一節、二節、三節。把十二個月配置在這三根指節上。

一月位於一指的一節、二月和三月位於二指的一節、四月位於三指的一節。五月位於一指的二節、六月位於二指的二節、七月位於三指的一節、八月位於一指的三節、九月位於二指的三節、十月位於一指的一節、十一月位於二指的一節、十二月位於二指的三節。實際用拇指依序按壓各個指節確認上述的場所後，利用指頭移動的感覺記住位置。剛開始可在指頭上寫上數字，閉上眼做復習。

其次，記住日期依序移動的七個場所。第一是一指的前端、第二是一指的二節、第三是一指的三節、第四是二指的一節、第五是二指的二節、第六是二指的三節、第七是三指的一節。想像日期隨著這個順序移動。

最後，將星期一到星期日配置在前述七個場所上。

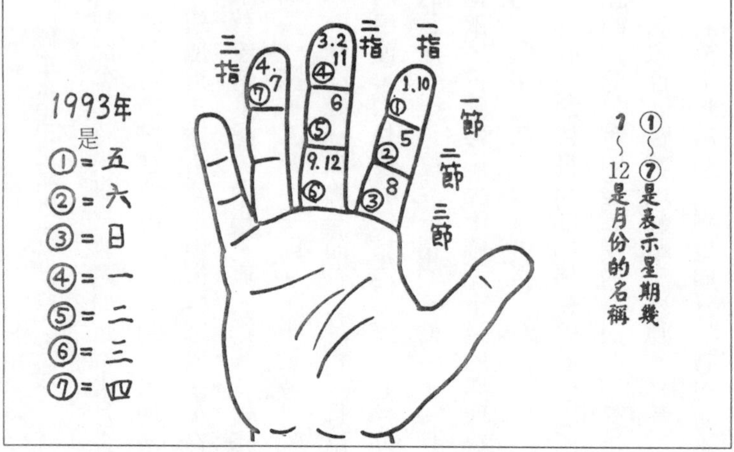

●根據手指瞭解星期日期

把當年一月一日的星期幾置於第一個場所，其餘的星期幾則依序配置在七個位置。例如，一九九三年元月一日是星期五，所以，星期六位於第二、……星期四位於第七個場所。

不過，閏年的三月以後必須往後挪一天。以上事前的準備完畢。

舉例而言，如果想知道一九九三年十月五日是星期幾，由於十月是位於一指的一節（前端），即明白十月一日是星期五、從此推算二、三、四、五日，在七個場所中前進四個位置即到達中指的二節。看中指二節是屬於星期幾，當場即瞭解十月五日是星期二。而一日是星期幾，則由表示該月份的數字來表示。例如，二月、三月、十一月的一日，除了閏年以外，一定是同一個星期幾。

手指可根據不同的構想而做靈活的運用，反觀指頭的功能隨著人類的進化而提高其性能的事實，深入地探討指頭活用的新層面，也許能夠瞭解如何去塑造未來的時代。

●眼球運動可使腦幹活性化並充實氣力

所謂「眼睛是心靈之窗」從我們的眼睛無時不刻地吸取龐大的情報。生理學上指稱，感應光的眼睛的細胞（視細胞）的個數約一億兩千萬個，感覺聲音的耳細胞（聽覺細胞）的個數約二萬數千個。這個比率比百分之一還小，誠如古人所教導的「百聞不如一見」的諺語一般。

但與機能如此重要的眼睛相關的腦神經系，開始逐年地衰弱。而利用手指給予活性化的，正是此次所要介紹的技巧。

首先，雙手臂在前方左右打開約六十度，手指也筆直伸張。

讓手臂和雙手的位置，做成和地面呈正三角形的配置。手掌朝向身前，左右手指彼此相對。

這時，讓視線從拇指到食指、中指、無名指、小指等，依順序做鋸齒狀的移動。當視線來到小指後，再回復到拇指的位置，從頭反覆一次。

請迅速且正確地做上述的視線移動。

這個運動是藉由眼球機能的活性化，賦予順序且正確觀看事物的能力。

●眼球運動

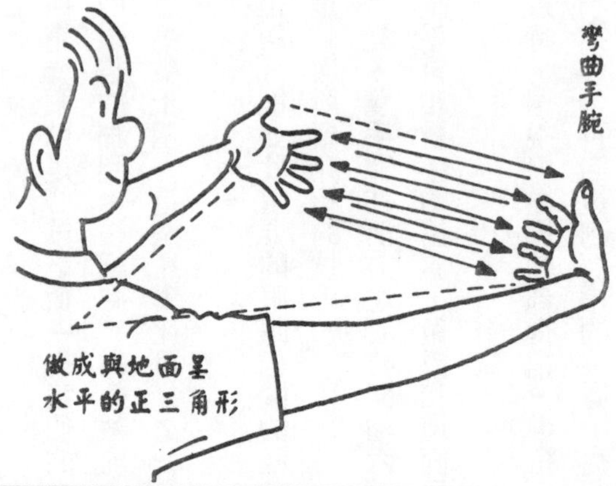

同時，眼球運動的中樞在腦幹（稱為腦延髓的部份），因此利用眼球的活動，可刺激腦幹。

腦幹是生命力的重要中樞，其刺激會促進生命力的勃發。眼神有力，回復元氣，氣力也湧現。

做此運動而自覺眼睛無法順遂己意地活動者，必是對以往的人生，從未認眞審視的人。

一般人對於眼神游移不定、骨碌轉動的人，通常認爲有欠沉著、違反禮儀，但眼睛是龐大情報的入口。請各位理解眼球能隨心所欲地迅速移動，乃是心理、身體健康的必要條件。

SRS能力開發法中，認爲在初步的能力開發中，「建立眼力」「建立心力」「建力手力」乃是必要的條件，其實讓顯得呆滯的眼球靈活地活動乃是一連串訓練的起點。

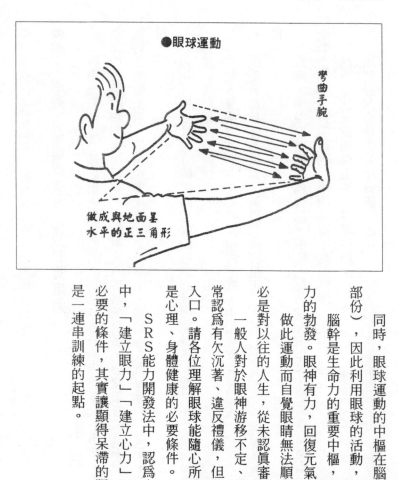

●五十肩或肩硬化轉瞬消逝

以下，我們來看看實行指回旋體操者的經驗談。首先是齊喜貞夫先生（四十歲、美容師）的五十肩的經驗談。五十肩是前來門診的患者中，為數最多的病症。

「由於職業的關係，常有腰痛及肩硬化。在肩膀方面，十年左右之前右手臂曾經到達提不起來的地步，今年來左手臂也抬不起來了。有一天碰巧遇見栗田老師，老師用手指直接碰觸我的肩膀，為我做旋轉右手臂的治療。直接用手指按壓之處，當時立即感到疼痛，但翌日那個疼痛卻變魔術般的消失了，我已經可以輕鬆自在地工作（作者註。應用「天人地的旋扭力體操」）。我的工作是常在短時間內酷使體力，因而有時會突然手勁無力或出現僵硬感。這時只要做指回體操，手臂立即感到舒暢。我決定今後要持續做指回健康法。」

從事必須經常採取固定姿勢的職業的人，身體通常會有某處的失衡。結果，所延伸的身體酸疼，利用指回旋體操治療，常有驚人的效果。

●指回旋體操可改變血壓及身材

指回旋體操有各種輔助的效果。以下介紹一位，到我的診所診療膝痛及治療的一位五十九歲的女性，談談她的「瘦身效果」。她原本是陪因車禍的後遺症造成步行困難的姊姊前來門診，由於她的姊姊經過一、二次的治療而痊癒，因而也提起自身的問題。

這位女士（妹妹）在小學時代曾因車禍而大腿骨折，結果留下後膝疼痛的後遺症。她的膝蓋內側有一個宛如肉瘤的腫脹部份。

這個肉瘤在我的治療下，已經消除且步伐變得輕盈，這一點她非常高興，有一次，由於她的體重略重並爲了減輕膝蓋殘存的疼痛感，我建議她每日做指回旋體操並做記錄。因此，每次前來門診時，都會做體重及血壓的檢查，但八月三十日首次前來門診時有七十三公斤，結果體重不知不覺中竟然減至七十一公斤。同時，最高血壓是一四〇，最低血壓是九十，隨著指回旋的次數累積，她在自宅每天測定血壓的數值已減少許多，九月十日是一三〇／八十，十月一日是一〇四／六十。當然其間並沒有服用任何藥物。

從十月中旬之後，當事者似乎突發異想，常常測量自己的身材尺寸。最近我獲知其結果，原來從十月十五日之後的一個月內，身材的尺寸漸漸減小，腰圍減少四公分，手臂圍也是左右各減少一公分。至於腳腕周圍的尺寸，左邊減少三公分，右邊減少五公分。但臀圍卻沒有改變。

從這個實例令我興趣盎然的是，雖然體重只減輕二公斤，但腹部周圍脂肪卻大量減少。這可以說是指回體操的效果，它具有減少後半人生自然累積的脂肪的功能。從這個例子看來，指回體操具有體重減少效果、瘦身效果、血壓降下效果等。筆者認爲，也許手指刺激會觸動腦幹的視床下部，使自律神經的機能協調才有這些效果的產生。

據說她周遭的朋友們，驚見於如此顯著的變化，群起效法指回體操。這樣的效果應該是指回旋體操的長期效果。誠然「指回旋的繼續即是力量」。

●視野狹隘因治療肩硬化一併治癒

以下介紹前來門診的一個中學二年級女學生的例子。

她原本是因手臂疼痛而來問診。當初她是因彈鋼琴過度，造成右前手臂疼痛。觸診時有特定的肌肉疼痛，因此當場「說服」該肌肉，立即使其解除疼痛。

數月後，她再度前來門診。當時她苦訴周圍景象變得昏暗看不清楚，到大學附設醫院的眼科接受檢查時，診斷是「視野變得非常狹隘，是屬於心因性視野狹隘」。據聞當事者及其母親並沒有特殊的壓力感。

經我診察之後，發現頸部及肩膀有相當的壓力。因此，利用ＳＲＳ健康法的治療技術，當場爲其舒解手臂緊張，下次再來問診時，據說視野已經完全回復了。而且，不可思議的是，連頸、肩的硬化也一併消失。

這個例子令我覺得，人體上的不適有時是起自毫無自覺的情況，而有時則因改善表面上的徵候，自然地消滅。

●治療身體不適可促進其他能力的開發

肩硬化是相當有趣的病症。我已經無數次地經驗到，治癒肩硬化可連帶地改善目眩、頭痛等例子。其中有數個例子，事實上還包含西洋醫學的診療體系束手無策的梅尼葉耳病（反覆耳鳴、重聽、目眩等症狀）、偏頭痛的患者。

筆者經驗過一名中年女性的治療例，她原本是因肩硬化而前來治療，某天這位女士說：「以前曾經有過六種的耳鳴，不知不覺中一個個地消失，最近幾乎不再有耳鳴的現象。」她並不把耳鳴和肩硬化聯想在一起，而只是向我請求治療肩硬化毛病。

類似的例子不在少數。如果各位身體上有複數的病痛煩惱，也許並非個別的症狀，恐怕有某些相關之處。

基於這樣的心態，祈求改善身體上各個病症而做指回旋體操時，也許會體驗到無形中其他症狀也獲得改善的事實。同時，以這樣的心態實踐指回旋體操，可能有意想不到的能力開發。

●指回旋可涵蓋醫學無法涵蓋的領域

指回旋體操乍看下極爲簡單，因而多數者通常會懷疑，如此簡便的操作眞能帶來效果嗎？（尤其是健康的人）。

但是，身體狀況不佳者，只要實踐其中數項技術，即可實際地體驗神奇的效果，因而有不少成爲指回體操的愛好者。

這些經驗者在彼此交相傳送，而有廣爲人知的風評，似乎是支持指回旋體操流行的最大原因。

現代醫學經過複雜的進步而造就了豐碩的醫學文明，結果在患者中，也有人擔心如果不利用巨大精細的醫療機械診斷，或服用未曾聽聞的藥物、使用超乎想像的器具做治療，也許無法治癒疾病。

事實上，即使是最新的醫學，也無法完全治癒一切病症。反之，有許多稀鬆平常的疼痛，現代醫學仍然束手無策，留下許多難以對應的症狀。而這些醫學無法涵蓋的領域，正是指回旋體操可以彌補的領域。脫離既有的構想模式，回歸人類身心情報處理體系的根源，做深入的反省與思考，也許能找到解決其中謎題的方法。

●綜合地提高身心的構想

在本書的最後，筆者想附帶說明一個非常重要的要點。那就是指回旋體操已實際產生效果，但卻有人仍然毫無所覺的事實。

因爲，指回旋效果的多數會產生不隨意體系的連帶作用，因而有人無法意識到其中的效果。

這樣的人，筆者誠心地希望能夠發現某個標的或指標，藉此來測量指回旋的效果。這個指標可以是身體柔軟度的變化，或工作效率的變化、感覺的變化等。

唯有具體地感受到效果的產生，才有心與指回旋體操長相左右。支持指回旋體操效果的是，人體所具備的極爲精妙的組織體系。同時，請不要忘了對於富有這種組織體系的我們的身體，所產生的感動與神奇之感。

身心之間的關連或身心的組織體系，還有無數鮮爲人知的未知層面。SRS爲了綜合地提高人的能力，使未來讓建立健康身體的這個層面朝更前進的方向推展，將一直與大家無時不刻地朝未知側面的追求繼續邁進。

後　記

本書所介紹的指回健康法，又稱爲 Power finger 能力開發法，這是以手指爲首，活用身體各個部份運動，實現身心的健康。這是我所提倡的ＳＲＳ能力開發法（ Super Reading Sytem 的簡稱）的技術的一部份。

ＳＲＳ是以速讀力爲入口的能力開發體系，它以情報的流通來掌握人生，除了改善情報的輸入、處理、輸出外，並以重建心靈世界爲軸心，提高生活的內容，基於高度的意識朝使人生更爲幸福愉快的目標邁進。

指回健康法並不只限於手及手指，它是改善提高人的能力的各個層面的體系，除了能使全身機能向上外，也有提高心靈機能的創意功夫。

我想在此特別指出的是，如果進行手指訓練並做速讀訓練，會有相輔相承的顯著效果。筆者的能力開發法，誠如序文所介紹地，有八大部門（健康法、速讀法、速寫法、記憶法、心象法、瞑想法、氣功法、教育法）。其中在速讀方面，獲得教育部大臣認可的財團法人、生涯學習開發財團的贊助，進行速讀檢定。從一九九三年到現在，擁有速讀資格者已高達一二〇名。

對速讀法、健康法、能力開發法有興趣者，請向左記地址連絡。我們將爲您介紹通訊教材、錄影帶教材、教師用的指導等。

速讀法除了在左記的場所定期的指導外，也在讀賣文化中心及朝日文化中心、其他的文化中心設有講座，在大企業中也定朝地舉辦研修活動。

爲了讓參與者共有有關ＳＲＳ的相關情報及能力開發的經驗，成立了ＳＲＳ俱樂部的組織，廣募參與者。

我們也竭誠的歡迎，對本書的疑問、感想及有關訓練成果的報告。

〔洽詢地址〕
日本國東京都新宿區早稻田町一二ー五新早稻田大廈６Ｆ（ＳＥＡ）
電話（免費專線）〇一二〇ー一〇七六〇七

大展出版社有限公司	圖書目錄

地址：台北市北投區11204
致遠一路二段12巷1號
郵撥： 0166955～1
電話：(02) 8236031
8236033
傳眞：(02) 8272069

•法律專欄連載•電腦編號 58

台大法學院 法律學系／策劃
法律服務社／編著

①別讓您的權利睡著了[1]	200元
②別讓您的權利睡著了[2]	200元

•秘傳占卜系列•電腦編號 14

①手相術	淺野八郎著	150元
②人相術	淺野八郎著	150元
③西洋占星術	淺野八郎著	150元
④中國神奇占卜	淺野八郎著	150元
⑤夢判斷	淺野八郎著	150元
⑥前世、來世占卜	淺野八郎著	150元
⑦法國式血型學	淺野八郎著	150元
⑧靈感、符咒學	淺野八郎著	150元
⑨紙牌占卜學	淺野八郎著	150元
⑩ＥＳＰ超能力占卜	淺野八郎著	150元
⑪猶太數的秘術	淺野八郎著	150元
⑫新心理測驗	淺野八郎著	160元

•趣味心理講座•電腦編號 15

①性格測驗１	探索男與女	淺野八郎著	140元
②性格測驗２	透視人心奧秘	淺野八郎著	140元
③性格測驗３	發現陌生的自己	淺野八郎著	140元
④性格測驗４	發現你的真面目	淺野八郎著	140元
⑤性格測驗５	讓你們吃驚	淺野八郎著	140元
⑥性格測驗６	洞穿心理盲點	淺野八郎著	140元
⑦性格測驗７	探索對方心理	淺野八郎著	140元
⑧性格測驗８	由吃認識自己	淺野八郎著	140元
⑨性格測驗９	戀愛知多少	淺野八郎著	160元

⑩性格測驗10　由裝扮瞭解人心	淺野八郎著	140元
⑪性格測驗11　敲開內心玄機	淺野八郎著	140元
⑫性格測驗12　透視你的未來	淺野八郎著	140元
⑬血型與你的一生	淺野八郎著	160元
⑭趣味推理遊戲	淺野八郎著	160元
⑮行爲語言解析	淺野八郎著	160元

・婦 幼 天 地・電腦編號 16

①八萬人減肥成果	黃靜香譯	180元
②三分鐘減肥體操	楊鴻儒譯	150元
③窈窕淑女美髮秘訣	柯素娥譯	130元
④使妳更迷人	成　玉譯	130元
⑤女性的更年期	官舒妍編譯	160元
⑥胎內育兒法	李玉瓊編譯	150元
⑦早產兒袋鼠式護理	唐岱蘭譯	200元
⑧初次懷孕與生產	婦幼天地編譯組	180元
⑨初次育兒12個月	婦幼天地編譯組	180元
⑩斷乳食與幼兒食	婦幼天地編譯組	180元
⑪培養幼兒能力與性向	婦幼天地編譯組	180元
⑫培養幼兒創造力的玩具與遊戲	婦幼天地編譯組	180元
⑬幼兒的症狀與疾病	婦幼天地編譯組	180元
⑭腿部苗條健美法	婦幼天地編譯組	180元
⑮女性腰痛別忽視	婦幼天地編譯組	150元
⑯舒展身心體操術	李玉瓊編譯	130元
⑰三分鐘臉部體操	趙薇妮著	160元
⑱生動的笑容表情術	趙薇妮著	160元
⑲心曠神怡減肥法	川津祐介著	130元
⑳內衣使妳更美麗	陳玄茹譯	130元
㉑瑜伽美姿美容	黃靜香編著	150元
㉒高雅女性裝扮學	陳珮玲譯	180元
㉓蠶糞肌膚美顏法	坂梨秀子著	160元
㉔認識妳的身體	李玉瓊譯	160元
㉕產後恢復苗條體態	居理安・芙萊喬著	200元
㉖正確護髮美容法	山崎伊久江著	180元
㉗安琪拉美姿養生學	安琪拉蘭斯博瑞著	180元
㉘女體性醫學剖析	增田豐著	220元
㉙懷孕與生產剖析	岡部綾子著	180元
㉚斷奶後的健康育兒	東城百合子著	220元
㉛引出孩子幹勁的責罵藝術	多湖輝著	170元
㉜培養孩子獨立的藝術	多湖輝著	170元

㉝子宮肌瘤與卵巢囊腫	陳秀琳編著	180元
㉞下半身減肥法	納他夏・史達賓著	180元
㉟女性自然美容法	吳雅菁編著	180元
㊱再也不發胖	池園悅太郎著	170元
㊲生男生女控制術	中垣勝裕著	220元
㊳使妳的肌膚更亮麗	楊　皓編著	170元

・青 春 天 地・電腦編號 17

①A血型與星座	柯素娥編譯	120元
②B血型與星座	柯素娥編譯	120元
③O血型與星座	柯素娥編譯	120元
④AB血型與星座	柯素娥編譯	120元
⑤青春期性教室	呂貴嵐編譯	130元
⑥事半功倍讀書法	王毅希編譯	150元
⑦難解數學破題	宋釗宜編譯	130元
⑧速算解題技巧	宋釗宜編譯	130元
⑨小論文寫作秘訣	林顯茂編譯	120元
⑪中學生野外遊戲	熊谷康編著	120元
⑫恐怖極短篇	柯素娥編譯	130元
⑬恐怖夜話	小毛驢編譯	130元
⑭恐怖幽默短篇	小毛驢編譯	120元
⑮黑色幽默短篇	小毛驢編譯	120元
⑯靈異怪談	小毛驢編譯	130元
⑰錯覺遊戲	小毛驢編譯	130元
⑱整人遊戲	小毛驢編著	150元
⑲有趣的超常識	柯素娥編譯	130元
⑳哦！原來如此	林慶旺編譯	130元
㉑趣味競賽100種	劉名揚編譯	120元
㉒數學謎題入門	宋釗宜編譯	150元
㉓數學謎題解析	宋釗宜編譯	150元
㉔透視男女心理	林慶旺編譯	120元
㉕少女情懷的自白	李桂蘭編譯	120元
㉖由兄弟姊妹看命運	李玉瓊編譯	130元
㉗趣味的科學魔術	林慶旺編譯	150元
㉘趣味的心理實驗室	李燕玲編譯	150元
㉙愛與性心理測驗	小毛驢編譯	130元
㉚刑案推理解謎	小毛驢編譯	130元
㉛偵探常識推理	小毛驢編譯	130元
㉜偵探常識解謎	小毛驢編譯	130元
㉝偵探推理遊戲	小毛驢編譯	130元

㉞趣味的超魔術	廖玉山編著	150元
㉟趣味的珍奇發明	柯素娥編著	150元
㊱登山用具與技巧	陳瑞菊編著	150元

・健康天地・電腦編號 18

①壓力的預防與治療	柯素娥編譯	130元
②超科學氣的魔力	柯素娥編譯	130元
③尿療法治病的神奇	中尾良一著	130元
④鐵證如山的尿療法奇蹟	廖玉山譯	120元
⑤一日斷食健康法	葉慈容編譯	150元
⑥胃部強健法	陳炳崑譯	120元
⑦癌症早期檢查法	廖松濤譯	160元
⑧老人痴呆症防止法	柯素娥編譯	130元
⑨松葉汁健康飲料	陳麗芬編譯	130元
⑩揉肚臍健康法	永井秋夫著	150元
⑪過勞死、猝死的預防	卓秀貞編譯	130元
⑫高血壓治療與飲食	藤山順豐著	150元
⑬老人看護指南	柯素娥編譯	150元
⑭美容外科淺談	楊啟宏著	150元
⑮美容外科新境界	楊啟宏著	150元
⑯鹽是天然的醫生	西英司郎著	140元
⑰年輕十歲不是夢	梁瑞麟譯	200元
⑱茶料理治百病	桑野和民著	180元
⑲綠茶治病寶典	桑野和民著	150元
⑳杜仲茶養顏減肥法	西田博著	150元
㉑蜂膠驚人療效	瀨長良三郎著	150元
㉒蜂膠治百病	瀨長良三郎著	180元
㉓醫藥與生活	鄭炳全著	180元
㉔鈣長生寶典	落合敏著	180元
㉕大蒜長生寶典	木下繁太郎著	160元
㉖居家自我健康檢查	石川恭三著	160元
㉗永恒的健康人生	李秀鈴譯	200元
㉘大豆卵磷脂長生寶典	劉雪卿譯	150元
㉙芳香療法	梁艾琳譯	160元
㉚醋長生寶典	柯素娥譯	180元
㉛從星座透視健康	席拉・吉蒂斯著	180元
㉜愉悅自在保健學	野本二士夫著	160元
㉝裸睡健康法	丸山淳士等著	160元
㉞糖尿病預防與治療	藤田順豐著	180元
㉟維他命長生寶典	菅原明子著	180元

㊱維他命C新效果	鐘文訓編	150元
㊲手、腳病理按摩	堤芳朗著	160元
㊳AIDS瞭解與預防	彼得塔歇爾著	180元
㊴甲殼質殼聚糖健康法	沈永嘉譯	160元
㊵神經痛預防與治療	木下眞男著	160元
㊶室內身體鍛鍊法	陳炳崑編著	160元
㊷吃出健康藥膳	劉大器編著	180元
㊸自我指壓術	蘇燕謀編著	160元
㊹紅蘿蔔汁斷食療法	李玉瓊編著	150元
㊺洗心術健康秘法	竺翠萍編譯	170元
㊻枇杷葉健康療法	柯素娥編譯	180元
㊼抗衰血癒	楊啟宏著	180元
㊽與癌搏鬥記	逸見政孝著	180元
㊾冬蟲夏草長生寶典	高橋義博著	170元
㊿痔瘡・大腸疾病先端療法	宮島伸宜著	180元
51膠布治癒頑固慢性病	加瀨建造著	180元
52芝麻神奇健康法	小林貞作著	170元
53香煙能防止癡呆?	高田明和著	180元
54穀菜食治癌療法	佐藤成志著	180元
55貼藥健康法	松原英多著	180元
56克服癌症調和道呼吸法	帶津良一著	180元
57B型肝炎預防與治療	野村喜重郎著	180元
58青春永駐養生導引術	早島正雄著	180元
59改變呼吸法創造健康	原久子著	180元
60荷爾蒙平衡養生秘訣	出村博著	180元
61水美肌健康法	井戶勝富著	170元
62認識食物掌握健康	廖梅珠編著	170元
63痛風劇痛消除法	鈴木吉彥著	180元
64酸莖菌驚人療效	上田明彥著	180元
65大豆卵磷脂治現代病	神津健一著	200元
66時辰療法——危險時刻凌晨4時	呂建強等著	元
67自然治癒力提升法	帶津良一著	元
68巧妙的氣保健法	藤平墨子著	元

・實用女性學講座・電腦編號 19

①解讀女性內心世界	島田一男著	150元
②塑造成熟的女性	島田一男著	150元
③女性整體裝扮學	黃靜香編著	180元
④女性應對禮儀	黃靜香編著	180元

・校園系列・電腦編號20

①讀書集中術	多湖輝著	150元
②應考的訣竅	多湖輝著	150元
③輕鬆讀書贏得聯考	多湖輝著	150元
④讀書記憶秘訣	多湖輝著	150元
⑤視力恢復！超速讀術	江錦雲譯	180元
⑥讀書36計	黃柏松編著	180元
⑦驚人的速讀術	鐘文訓編著	170元
⑧學生課業輔導良方	多湖輝著	170元

・實用心理學講座・電腦編號21

①拆穿欺騙伎倆	多湖輝著	140元
②創造好構想	多湖輝著	140元
③面對面心理術	多湖輝著	160元
④僞裝心理術	多湖輝著	140元
⑤透視人性弱點	多湖輝著	140元
⑥自我表現術	多湖輝著	150元
⑦不可思議的人性心理	多湖輝著	150元
⑧催眠術入門	多湖輝著	150元
⑨責罵部屬的藝術	多湖輝著	150元
⑩精神力	多湖輝著	150元
⑪厚黑說服術	多湖輝著	150元
⑫集中力	多湖輝著	150元
⑬構想力	多湖輝著	150元
⑭深層心理術	多湖輝著	160元
⑮深層語言術	多湖輝著	160元
⑯深層說服術	多湖輝著	180元
⑰掌握潛在心理	多湖輝著	160元
⑱洞悉心理陷阱	多湖輝著	180元
⑲解讀金錢心理	多湖輝著	180元
⑳拆穿語言圈套	多湖輝著	180元
㉑語言的心理戰	多湖輝著	180元

・超現實心理講座・電腦編號22

①超意識覺醒法	詹蔚芬編譯	130元
②護摩秘法與人生	劉名揚編譯	130元
③秘法！超級仙術入門	陸　明譯	150元

④給地球人的訊息	柯素娥編著	150元
⑤密教的神通力	劉名揚編著	130元
⑥神秘奇妙的世界	平川陽一著	180元
⑦地球文明的超革命	吳秋嬌譯	200元
⑧力量石的秘密	吳秋嬌譯	180元
⑨超能力的靈異世界	馬小莉譯	200元
⑩逃離地球毀滅的命運	吳秋嬌譯	200元
⑪宇宙與地球終結之謎	南山宏著	200元
⑫驚世奇功揭秘	傅起鳳著	200元
⑬啟發身心潛力心象訓練法	栗田昌裕著	180元
⑭仙道術遁甲法	高藤聰一郎著	220元
⑮神通力的秘密	中岡俊哉著	180元
⑯仙人成仙術	高藤聰一郎著	200元
⑰仙道符咒氣功法	高藤聰一郎著	220元
⑱仙道風水術尋龍法	高藤聰一郎著	200元
⑲仙道奇蹟超幻像	高藤聰一郎著	200元
⑳仙道鍊金術房中法	高藤聰一郎著	200元

・養 生 保 健・電腦編號 23

①醫療養生氣功	黃孝寬著	250元
②中國氣功圖譜	余功保著	230元
③少林醫療氣功精粹	井玉蘭著	250元
④龍形實用氣功	吳大才等著	220元
⑤魚戲增視強身氣功	宮　嬰著	220元
⑥嚴新氣功	前新培金著	250元
⑦道家玄牝氣功	張　章著	200元
⑧仙家秘傳袪病功	李遠國著	160元
⑨少林十大健身功	秦慶豐著	180元
⑩中國自控氣功	張明武著	250元
⑪醫療防癌氣功	黃孝寬著	250元
⑫醫療強身氣功	黃孝寬著	250元
⑬醫療點穴氣功	黃孝寬著	250元
⑭中國八卦如意功	趙維漢著	180元
⑮正宗馬禮堂養氣功	馬禮堂著	420元
⑯秘傳道家筋經內丹功	王慶餘著	280元
⑰三元開慧功	辛桂林著	250元
⑱防癌治癌新氣功	郭　林著	180元
⑲禪定與佛家氣功修煉	劉天君著	200元
⑳顛倒之術	梅自強著	360元
㉑簡明氣功辭典	吳家駿編	元

㉒八卦三合功　張全亮著　230元

•社會人智囊•電腦編號24

①糾紛談判術　清水增三著　160元
②創造關鍵術　淺野八郎著　150元
③觀人術　淺野八郎著　180元
④應急詭辯術　廖英迪編著　160元
⑤天才家學習術　木原武一著　160元
⑥猫型狗式鑑人術　淺野八郎著　180元
⑦逆轉運掌握術　淺野八郎著　180元
⑧人際圓融術　澀谷昌三著　160元
⑨解讀人心術　淺野八郎著　180元
⑩與上司水乳交融術　秋元隆司著　180元
⑪男女心態定律　小田晉著　180元
⑫幽默說話術　林振輝編著　200元
⑬人能信賴幾分　淺野八郎著　180元
⑭我一定能成功　李玉瓊譯　180元
⑮獻給青年的嘉言　陳蒼杰譯　180元
⑯知人、知面、知其心　林振輝編著　180元
⑰塑造堅強的個性　坂上肇著　180元
⑱爲自己而活　佐藤綾子著　180元
⑲未來十年與愉快生活有約　船井幸雄著　180元

•精選系列•電腦編號25

①毛澤東與鄧小平　渡邊利夫等著　280元
②中國大崩裂　江戶介雄著　180元
③台灣•亞洲奇蹟　上村幸治著　220元
④7-ELEVEN高盈收策略　國友隆一著　180元
⑤台灣獨立　森　詠著　200元
⑥迷失中國的末路　江戶雄介著　220元
⑦2000年5月全世界毀滅　紫藤甲子男著　180元
⑧失去鄧小平的中國　小島朋之著　220元

•運動遊戲•電腦編號26

①雙人運動　李玉瓊譯　160元
②愉快的跳繩運動　廖玉山譯　180元
③運動會項目精選　王佑京譯　150元
④肋木運動　廖玉山譯　150元

⑤測力運動	王佑宗譯	150元

•休閒娛樂• 電腦編號27

①海水魚飼養法	田中智浩著	300元
②金魚飼養法	曾雪玫譯	250元

•銀髮族智慧學• 電腦編號28

①銀髮六十樂逍遙	多湖輝著	170元
②人生六十反年輕	多湖輝著	170元
③六十歲的決斷	多湖輝著	170元

•飲食保健• 電腦編號29

①自己製作健康茶	大海淳著	220元
②好吃、具藥效茶料理	德永睦子著	220元
③改善慢性病健康茶	吳秋嬌譯	200元

•家庭醫學保健• 電腦編號30

①女性醫學大全	雨森良彥著	380元
②初爲人父育兒寶典	小瀧周曹著	220元
③性活力強健法	相建華著	200元
④30歲以上的懷孕與生產	李芳黛編著	元

•心靈雅集• 電腦編號00

①禪言佛語看人生	松濤弘道著	180元
②禪密教的奧秘	葉逯謙譯	120元
③觀音大法力	田口日勝著	120元
④觀音法力的大功德	田口日勝著	120元
⑤達摩禪106智慧	劉華亭編譯	220元
⑥有趣的佛教研究	葉逯謙編譯	170元
⑦夢的開運法	蕭京凌譯	130元
⑧禪學智慧	柯素娥編譯	130元
⑨女性佛教入門	許俐萍譯	110元
⑩佛像小百科	心靈雅集編譯組	130元
⑪佛教小百科趣談	心靈雅集編譯組	120元
⑫佛教小百科漫談	心靈雅集編譯組	150元
⑬佛教知識小百科	心靈雅集編譯組	150元

⑭佛學名言智慧	松濤弘道著	220元
⑮釋迦名言智慧	松濤弘道著	220元
⑯活人禪	平田精耕著	120元
⑰坐禪入門	柯素娥編譯	150元
⑱現代禪悟	柯素娥編譯	130元
⑲道元禪師語錄	心靈雅集編譯組	130元
⑳佛學經典指南	心靈雅集編譯組	130元
㉑何謂「生」　阿含經	心靈雅集編譯組	150元
㉒一切皆空　般若心經	心靈雅集編譯組	150元
㉓超越迷惘　法句經	心靈雅集編譯組	130元
㉔開拓宇宙觀　華嚴經	心靈雅集編譯組	130元
㉕真實之道　法華經	心靈雅集編譯組	130元
㉖自由自在　涅槃經	心靈雅集編譯組	130元
㉗沈默的教示　維摩經	心靈雅集編譯組	150元
㉘開通心眼　佛語佛戒	心靈雅集編譯組	130元
㉙揭秘寶庫　密教經典	心靈雅集編譯組	130元
㉚坐禪與養生	廖松濤譯	110元
㉛釋尊十戒	柯素娥編譯	120元
㉜佛法與神通	劉欣如編著	120元
㉝悟（正法眼藏的世界）	柯素娥編譯	120元
㉞只管打坐	劉欣如編著	120元
㉟喬答摩・佛陀傳	劉欣如編著	120元
㊱唐玄奘留學記	劉欣如編著	120元
㊲佛教的人生觀	劉欣如編譯	110元
㊳無門關（上卷）	心靈雅集編譯組	150元
㊴無門關（下卷）	心靈雅集編譯組	150元
㊵業的思想	劉欣如編著	130元
㊶佛法難學嗎	劉欣如著	140元
㊷佛法實用嗎	劉欣如著	140元
㊸佛法殊勝嗎	劉欣如著	140元
㊹因果報應法則	李常傳編	140元
㊺佛教醫學的奧秘	劉欣如編著	150元
㊻紅塵絕唱	海　若著	130元
㊼佛教生活風情	洪丕謨、姜玉珍著	220元
㊽行住坐臥有佛法	劉欣如著	160元
㊾起心動念是佛法	劉欣如著	160元
㊿四字禪語	曹洞宗青年會	200元
51妙法蓮華經	劉欣如編著	160元
52根本佛教與大乘佛教	葉作森編	180元
53大乘佛經	定方晟著	180元
54須彌山與極樂世界	定方晟著	180元

㊿阿闍世的悟道	定方晟著	180元
㊿金剛經的生活智慧	劉欣如著	180元

・經 營 管 理・電腦編號 01

◎創新經營管理六十六大計（精）	蔡弘文編	780元
①如何獲取生意情報	蘇燕謀譯	110元
②經濟常識問答	蘇燕謀譯	130元
④台灣商戰風雲錄	陳中雄著	120元
⑤推銷大王秘錄	原一平著	180元
⑥新創意・賺大錢	王家成譯	90元
⑦工廠管理新手法	琪　輝著	120元
⑨經營參謀	柯順隆譯	120元
⑩美國實業24小時	柯順隆譯	80元
⑪撼動人心的推銷法	原一平著	150元
⑫高竿經營法	蔡弘文編	120元
⑬如何掌握顧客	柯順隆譯	150元
⑭一等一賺錢策略	蔡弘文編	120元
⑯成功經營妙方	鐘文訓著	120元
⑰一流的管理	蔡弘文編	150元
⑱外國人看中韓經濟	劉華亭譯	150元
⑳突破商場人際學	林振輝編著	90元
㉑無中生有術	琪輝編著	140元
㉒如何使女人打開錢包	林振輝編著	100元
㉓操縱上司術	邑井操著	90元
㉔小公司經營策略	王嘉誠著	160元
㉕成功的會議技巧	鐘文訓編譯	100元
㉖新時代老闆學	黃柏松編著	100元
㉗如何創造商場智囊團	林振輝編譯	150元
㉘十分鐘推銷術	林振輝編譯	180元
㉙五分鐘育才	黃柏松編譯	100元
㉚成功商場戰術	陸明編譯	100元
㉛商場談話技巧	劉華亭編譯	120元
㉜企業帝王學	鐘文訓譯	90元
㉝自我經濟學	廖松濤編譯	100元
㉞一流的經營	陶田生編著	120元
㉟女性職員管理術	王昭國編譯	120元
㊱ＩＢＭ的人事管理	鐘文訓編譯	150元
㊲現代電腦常識	王昭國編譯	150元
㊳電腦管理的危機	鐘文訓編譯	120元
㊴如何發揮廣告效果	王昭國編譯	150元

㊵最新管理技巧	王昭國編譯	150元
㊶一流推銷術	廖松濤編譯	150元
㊷包裝與促銷技巧	王昭國編譯	130元
㊸企業王國指揮塔	松下幸之助著	120元
㊹企業精銳兵團	松下幸之助著	120元
㊺企業人事管理	松下幸之助著	100元
㊻華僑經商致富術	廖松濤編譯	130元
㊼豐田式銷售技巧	廖松濤編譯	180元
㊽如何掌握銷售技巧	王昭國編著	130元
㊿洞燭機先的經營	鐘文訓編譯	150元
52新世紀的服務業	鐘文訓編譯	100元
53成功的領導者	廖松濤編譯	120元
54女推銷員成功術	李玉瓊編譯	130元
55ＩＢＭ人才培育術	鐘文訓編譯	100元
56企業人自我突破法	黃琪輝編著	150元
58財富開發術	蔡弘文編著	130元
59成功的店舖設計	鐘文訓編著	150元
61企管回春法	蔡弘文編著	130元
62小企業經營指南	鐘文訓編譯	100元
63商場致勝名言	鐘文訓編譯	150元
64迎接商業新時代	廖松濤編譯	100元
66新手股票投資入門	何朝乾　編	200元
67上揚股與下跌股	何朝乾編譯	180元
68股票速成學	何朝乾編譯	200元
69理財與股票投資策略	黃俊豪編著	180元
70黃金投資策略	黃俊豪編著	180元
71厚黑管理學	廖松濤編譯	180元
72股市致勝格言	呂梅莎編譯	180元
73透視西武集團	林谷燁編譯	150元
76巡迴行銷術	陳蒼杰譯	150元
77推銷的魔術	王嘉誠譯	120元
7860秒指導部屬	周蓮芬編譯	150元
79精銳女推銷員特訓	李玉瓊編譯	130元
80企劃、提案、報告圖表的技巧	鄭　汶　譯	180元
81海外不動產投資	許達守編譯	150元
82八百件的世界策略	李玉瓊譯	150元
83服務業品質管理	吳宜芬譯	180元
84零庫存銷售	黃東謙編譯	150元
85三分鐘推銷管理	劉名揚編譯	150元
86推銷大王奮鬥史	原一平著	150元
87豐田汽車的生產管理	林谷燁編譯	150元

・成功寶庫・電腦編號 02

①上班族交際術	江森滋著	100元
②拍馬屁訣竅	廖玉山編譯	110元
④聽話的藝術	歐陽輝編譯	110元
⑨求職轉業成功術	陳　義編著	110元
⑩上班族禮儀	廖玉山編著	120元
⑪接近心理學	李玉瓊編著	100元
⑫創造自信的新人生	廖松濤編著	120元
⑭上班族如何出人頭地	廖松濤編著	100元
⑮神奇瞬間瞑想法	廖松濤編譯	100元
⑯人生成功之鑰	楊意苓編著	150元
⑲給企業人的諍言	鐘文訓編著	120元
⑳企業家自律訓練法	陳　義編譯	100元
㉑上班族妖怪學	廖松濤編著	100元
㉒猶太人縱橫世界的奇蹟	孟佑政編著	110元
㉓訪問推銷術	黃静香編著	130元
㉕你是上班族中強者	嚴思圖編著	100元
㉖向失敗挑戰	黃静香編著	100元
㉙機智應對術	李玉瓊編著	130元
㉚成功頓悟100則	蕭京凌編譯	130元
㉛掌握好運100則	蕭京凌編譯	110元
㉜知性幽默	李玉瓊編譯	130元
㉝熟記對方絕招	黃静香編譯	100元
㉞男性成功秘訣	陳蒼杰編譯	130元
㊱業務員成功秘方	李玉瓊編著	120元
㊲察言觀色的技巧	劉華亭編著	180元
㊳一流領導力	施義彥編譯	120元
㊴一流說服力	李玉瓊編著	130元
㊵30秒鐘推銷術	廖松濤編譯	150元
㊶猶太成功商法	周蓮芬編譯	120元
㊷尖端時代行銷策略	陳蒼杰編著	100元
㊸顧客管理學	廖松濤編著	100元
㊹如何使對方說Yes	程　羲編著	150元
㊺如何提高工作效率	劉華亭編著	150元
㊼上班族口才學	楊鴻儒譯	120元
㊽上班族新鮮人須知	程　羲編著	120元
㊾如何左右逢源	程　羲編著	130元
㊿語言的心理戰	多湖輝著	130元
51扣人心弦演說術	劉名揚編著	120元

㊸如何增進記憶力、集中力	廖松濤譯	130元
㊺性惡企業管理學	陳蒼杰譯	130元
㊻自我啟發200招	楊鴻儒編著	150元
㊼做個傑出女職員	劉名揚編著	130元
㊽靈活的集團營運術	楊鴻儒編著	120元
㊿個案研究活用法	楊鴻儒編著	130元
61企業教育訓練遊戲	楊鴻儒編著	120元
62管理者的智慧	程　義編譯	130元
63做個佼佼管理者	馬筱莉編譯	130元
64智慧型說話技巧	沈永嘉編譯	130元
66活用佛學於經營	松濤弘道著	150元
67活用禪學於企業	柯素娥編譯	130元
68詭辯的智慧	沈永嘉編譯	150元
69幽默詭辯術	廖玉山編譯	150元
70拿破崙智慧箴言	柯素娥編譯	130元
71自我培育・超越	蕭京凌編譯	150元
74時間即一切	沈永嘉編譯	130元
75自我脫胎換骨	柯素娥譯	150元
76贏在起跑點—人才培育鐵則	楊鴻儒編譯	150元
77做一枚活棋	李玉瓊編譯	130元
78面試成功戰略	柯素娥編譯	130元
79自我介紹與社交禮儀	柯素娥編譯	150元
80說NO的技巧	廖玉山編譯	130元
81瞬間攻破心防法	廖玉山編譯	120元
82改變一生的名言	李玉瓊編譯	130元
83性格性向創前程	楊鴻儒編譯	130元
84訪問行銷新竅門	廖玉山編譯	150元
85無所不達的推銷話術	李玉瓊編譯	150元

・處世智慧・電腦編號 03

①如何改變你自己	陸明編譯	120元
⑥靈感成功術	譚繼山編譯	80元
⑧扭轉一生的五分鐘	黃柏松編譯	100元
⑩現代人的詭計	林振輝譯	100元
⑫如何利用你的時間	蘇遠謀譯	80元
⑬口才必勝術	黃柏松編譯	120元
⑭女性的智慧	譚繼山編譯	90元
⑮如何突破孤獨	張文志編譯	80元
⑯人生的體驗	陸明編譯	80元
⑰微笑社交術	張芳明譯	90元

⑱幽默吹牛術	金子登著	90元
⑲攻心說服術	多湖輝著	100元
⑳當機立斷	陸明編譯	70元
㉑勝利者的戰略	宋恩臨編譯	80元
㉒如何交朋友	安紀芳編著	70元
㉓鬥智奇謀（諸葛孔明兵法）	陳炳崑著	70元
㉔慧心良言	亦　奇著	80元
㉕名家慧語	蔡逸鴻主編	90元
㉗稱霸者啟示金言	黃柏松編譯	90元
㉘如何發揮你的潛能	陸明編譯	90元
㉙女人身態語言學	李常傳譯	130元
㉚摸透女人心	張文志譯	90元
㉛現代戀愛秘訣	王家成譯	70元
㉜給女人的悄悄話	妮倩編譯	90元
㉞如何開拓快樂人生	陸明編譯	90元
㉟驚人時間活用法	鐘文訓譯	80元
㊱成功的捷徑	鐘文訓譯	70元
㊲幽默逗笑術	林振輝著	120元
㊳活用血型讀書法	陳炳崑譯	80元
㊴心　燈	葉于模著	100元
㊵當心受騙	林顯茂譯	90元
㊶心・體・命運	蘇燕謀譯	70元
㊷如何使頭腦更敏銳	陸明編譯	70元
㊸宮本武藏五輪書金言錄	宮本武藏著	100元
㊺勇者的智慧	黃柏松編譯	80元
㊼成熟的愛	林振輝譯	120元
㊽現代女性駕馭術	蔡德華著	90元
㊾禁忌遊戲	酒井潔著	90元
○52摸透男人心	劉華亭編譯	80元
○53如何達成願望	謝世輝著	90元
○54創造奇蹟的「想念法」	謝世輝著	90元
○55創造成功奇蹟	謝世輝著	90元
○56男女幽默趣典	劉華亭譯	90元
○57幻想與成功	廖松濤譯	80元
○58反派角色的啟示	廖松濤編譯	70元
○59現代女性須知	劉華亭編著	75元
○61機智說話術	劉華亭編譯	100元
○62如何突破內向	姜倩怡編譯	110元
○64讀心術入門	王家成編譯	100元
○65如何解除內心壓力	林美羽編著	110元
○66取信於人的技巧	多湖輝著	110元

⑥⑦如何培養堅強的自我	林美羽編著	90元
⑥⑧自我能力的開拓	卓一凡編著	110元
⑦⓪縱橫交涉術	嚴思圖編著	90元
⑦①如何培養妳的魅力	劉文珊編著	90元
⑦②魅力的力量	姜倩怡編著	90元
⑦⑤個性膽怯者的成功術	廖松濤編譯	100元
⑦⑥人性的光輝	文可式編著	90元
⑦⑨培養靈敏頭腦秘訣	廖玉山編著	90元
⑧⓪夜晚心理術	鄭秀美編譯	80元
⑧①如何做個成熟的女性	李玉瓊編著	80元
⑧②現代女性成功術	劉文珊編著	90元
⑧③成功說話技巧	梁惠珠編譯	100元
⑧④人生的真諦	鐘文訓編譯	100元
⑧⑤妳是人見人愛的女孩	廖松濤編著	120元
⑧⑦指尖・頭腦體操	蕭京凌編譯	90元
⑧⑧電話應對禮儀	蕭京凌編著	120元
⑧⑨自我表現的威力	廖松濤編譯	100元
⑨⓪名人名語啟示錄	喬家楓編著	100元
⑨①男與女的哲思	程鐘梅編譯	110元
⑨②靈思慧語	牧　風著	110元
⑨③心靈夜語	牧　風著	100元
⑨④激盪腦力訓練	廖松濤編譯	100元
⑨⑤三分鐘頭腦活性法	廖玉山編譯	110元
⑨⑥星期一的智慧	廖玉山編譯	100元
⑨⑦溝通說服術	賴文琇編譯	100元
⑨⑧超速讀超記憶法	廖松濤編譯	140元

・健康與美容・電腦編號 04

③媚酒傳（中國王朝秘酒）	陸明主編	120元
④藥酒與健康果菜汁	成玉主編	150元
⑤中國回春健康術	蔡一藩著	100元
⑥奇蹟的斷食療法	蘇燕謀譯	110元
⑧健美食物法	陳炳崑譯	120元
⑨驚異的漢方療法	唐龍編著	90元
⑩不老強精食	唐龍編著	100元
⑫五分鐘跳繩健身法	蘇明達譯	100元
⑬睡眠健康法	王家成譯	80元
⑭你就是名醫	張芳明譯	90元
⑮如何保護你的眼睛	蘇燕謀譯	70元
⑲釋迦長壽健康法	譚繼山譯	90元

⑳腳部按摩健康法	譚繼山譯	120元
㉑自律健康法	蘇明達譯	90元
㉓身心保健座右銘	張仁福著	160元
㉔腦中風家庭看護與運動治療	林振輝譯	100元
㉕秘傳醫學人相術	成玉主編	120元
㉖導引術入門(1)治療慢性病	成玉主編	110元
㉗導引術入門(2)健康・美容	成玉主編	110元
㉘導引術入門(3)身心健康法	成玉主編	110元
㉙妙用靈藥・蘆薈	李常傳譯	150元
㉚萬病回春百科	吳通華著	150元
㉛初次懷孕的10個月	成玉編譯	130元
㉜中國秘傳氣功治百病	陳炳崑編譯	130元
㉟仙人長生不老學	陸明編譯	100元
㊱釋迦秘傳米粒刺激法	鐘文訓譯	120元
㊲痔・治療與預防	陸明編譯	130元
㊳自我防身絕技	陳炳崑編譯	120元
㊴運動不足時疲勞消除法	廖松濤譯	110元
㊵三溫暖健康法	鐘文訓編譯	90元
㊸維他命與健康	鐘文訓譯	150元
㊺森林浴—綠的健康法	劉華亭編譯	80元
㊼導引術入門(4)酒浴健康法	成玉主編	90元
㊽導引術入門(5)不老回春法	成玉主編	90元
㊾山白竹（劍竹）健康法	鐘文訓譯	90元
㊿解救你的心臟	鐘文訓編譯	100元
51牙齒保健法	廖玉山譯	90元
52超人氣功法	陸明編譯	110元
54借力的奇蹟(1)	力拔山著	100元
55借力的奇蹟(2)	力拔山著	100元
56五分鐘小睡健康法	呂添發撰	120元
57禿髮、白髮預防與治療	陳炳崑撰	120元
59艾草健康法	張汝明編譯	90元
60一分鐘健康診斷	蕭京凌編譯	90元
61念術入門	黃靜香編譯	90元
62念術健康法	黃靜香編譯	90元
63健身回春法	梁惠珠編譯	100元
64姿勢養生法	黃秀娟編譯	90元
65仙人瞑想法	鐘文訓譯	120元
66人蔘的神效	林慶旺譯	100元
67奇穴治百病	吳通華著	120元
68中國傳統健康法	靳海東著	100元
71酵素健康法	楊　皓編譯	120元

⑦③腰痛預防與治療	五味雅吉著	130元
⑦④如何預防心臟病・腦中風	譚定長等著	100元
⑦⑤少女的生理秘密	蕭京凌譯	120元
⑦⑥頭部按摩與針灸	楊鴻儒譯	100元
⑦⑦雙極療術入門	林聖道著	100元
⑦⑧氣功自療法	梁景蓮著	120元
⑦⑨大蒜健康法	李玉瓊編譯	100元
⑧①健胸美容秘訣	黃靜香譯	120元
⑧②鍺奇蹟療效	林宏儒譯	120元
⑧③三分鐘健身運動	廖玉山譯	120元
⑧④尿療法的奇蹟	廖玉山譯	120元
⑧⑤神奇的聚積療法	廖玉山譯	120元
⑧⑥預防運動傷害伸展體操	楊鴻儒編譯	120元
⑧⑧五日就能改變你	柯素娥譯	110元
⑧⑨三分鐘氣功健康法	陳美華譯	120元
⑨①道家氣功術	早島正雄著	130元
⑨②氣功減肥術	早島正雄著	120元
⑨③超能力氣功法	柯素娥譯	130元
⑨④氣的瞑想法	早島正雄著	120元

・家庭／生活・電腦編號 05

①單身女郎生活經驗談	廖玉山編著	100元
②血型・人際關係	黃靜編著	120元
③血型・妻子	黃靜編著	110元
④血型・丈夫	廖玉山編譯	130元
⑤血型・升學考試	沈永嘉編譯	120元
⑥血型・臉型・愛情	鐘文訓編譯	120元
⑦現代社交須知	廖松濤編譯	100元
⑧簡易家庭按摩	鐘文訓編譯	150元
⑨圖解家庭看護	廖玉山編譯	120元
⑩生男育女隨心所欲	岡正基編著	160元
⑪家庭急救治療法	鐘文訓編著	100元
⑫新孕婦體操	林曉鐘譯	120元
⑬從食物改變個性	廖玉山編譯	100元
⑭藥草的自然療法	東城百合子著	200元
⑮糙米菜食與健康料理	東城百合子著	180元
⑯現代人的婚姻危機	黃 靜編著	90元
⑰親子遊戲 0歲	林慶旺編譯	100元
⑱親子遊戲 1～2歲	林慶旺編譯	110元
⑲親子遊戲 3歲	林慶旺編譯	100元

⑳女性醫學新知	林曉鐘編譯	130元
㉑媽媽與嬰兒	張汝明編譯	180元
㉒生活智慧百科	黃　靜編譯	100元
㉓手相・健康・你	林曉鐘編譯	120元
㉔菜食與健康	張汝明編譯	110元
㉕家庭素食料理	陳東達著	140元
㉖性能力活用秘法	米開・尼里著	150元
㉗兩性之間	林慶旺編譯	120元
㉘性感經穴健康法	蕭京凌編譯	150元
㉙幼兒推拿健康法	蕭京凌編譯	100元
㉚談中國料理	丁秀山編著	100元
㉛舌技入門	增田豐　著	160元
㉜預防癌症的飲食法	黃静香編譯	150元
㉝性與健康寶典	黃静香編譯	180元
㉞正確避孕法	蕭京凌編譯	130元
㉟吃的更漂亮美容食譜	楊萬里著	120元
㊱圖解交際舞速成	鐘文訓編譯	150元
㊲觀相導引術	沈永嘉譯	130元
㊳初為人母12個月	陳義譯	180元
㊴圖解麻將入門	顧安行編譯	160元
㊵麻將必勝秘訣	石利夫編譯	160元
㊶女性一生與漢方	蕭京凌編譯	100元
㊷家電的使用與修護	鐘文訓編譯	160元
㊸錯誤的家庭醫療法	鐘文訓編譯	100元
㊹簡易防身術	陳慧珍編譯	130元
㊺茶健康法	鐘文訓編譯	130元
㊻雞尾酒大全	劉雪卿譯	180元
㊼生活的藝術	沈永嘉編著	120元
㊽雜草雜果健康法	沈永嘉編著	120元
㊾如何選擇理想妻子	荒谷慈著	110元
㊿如何選擇理想丈夫	荒谷慈著	110元
(51)中國食與性的智慧	根本光人著	150元
(52)開運法話	陳宏男譯	100元
(53)禪語經典＜上＞	平田精耕著	150元
(54)禪語經典＜下＞	平田精耕著	150元
(55)手掌按摩健康法	鐘文訓譯	180元
(56)脚底按摩健康法	鐘文訓譯	150元
(57)仙道運氣健身法	李玉瓊譯	150元
(58)健心、健體呼吸法	蕭京凌譯	120元
(59)自彊術入門	蕭京凌譯	120元
(60)指技入門	增田豐著	160元

國家圖書館出版品預行編目資料

手指回旋健康法／栗田昌裕著；李玉瓊譯
－－初版－－臺北市；大展．民85
面；　公分，－（家庭／生活；89）
譯自：症狀別・まわひねりき健康法
ISBN 957-557-660-8（平裝）
1.手指 2.運動與健康
411.7　85012391

手指回旋健康法

ISBN 957-557-660-8

原著者／栗田昌裕
編譯者／李 玉 瓊
發行人／蔡 森 明
出版者／大展出版社有限公司
社　址／台北市北投區（石牌）致遠一路二段12巷1號
電　話／(02) 8236031・8236033
傳　眞／(02) 8272069
郵政劃撥／0166955－1
登記證／局版臺業字第2171號
承印者／高星企業有限公司
裝　訂／日新裝訂所
排版者／千兵企業有限公司
電　話／(02) 8812643
初　版／1996年（民85年）9月
2　刷／1997年（民86年）2月

定　價／200元

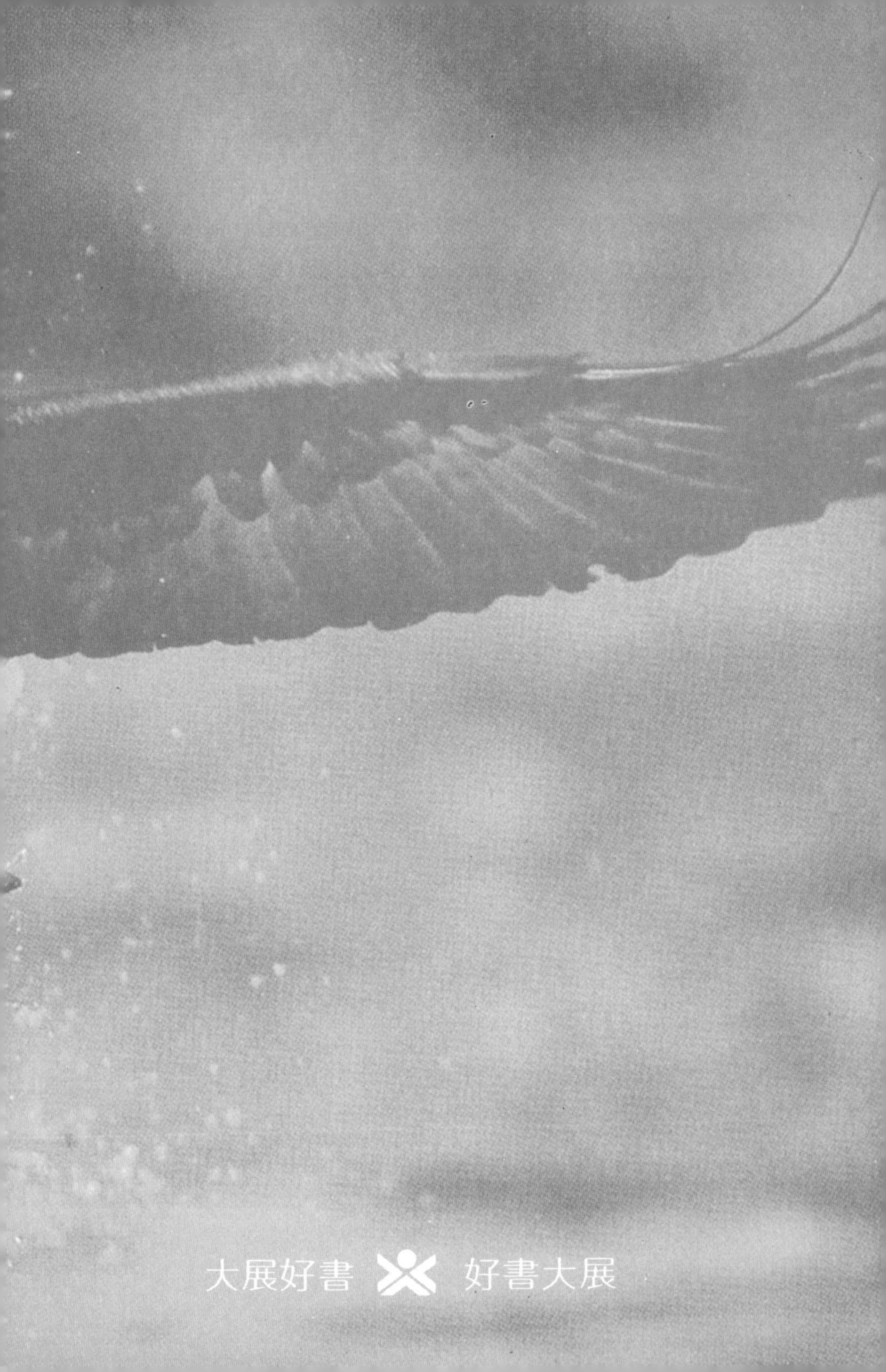
大展好書 好書大展

大展好書 好書大展

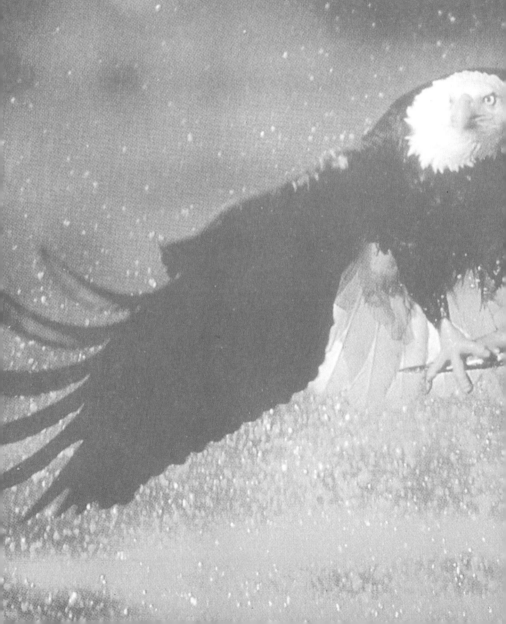

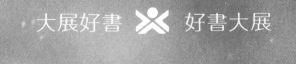